U0384311

运动戒毒

YUNDONG JIEDU
CHANGYONG JISHU FANGFA

常用技术方法

主 编／周建辉 李雪

副主编／童 静 黄 毅 禹 文 刘 星

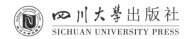

四川大学出版社
SICHUAN UNIVERSITY PRESS

项目策划：唐　飞
责任编辑：曹　琳
责任校对：卢丽洋
封面设计：墨创文化
责任印制：王　炜

图书在版编目（CIP）数据

运动戒毒常用技术方法 / 周建辉，李雪主编． — 成
都：四川大学出版社，2021.5
ISBN 978-7-5690-4730-1

Ⅰ．①运… Ⅱ．①周… ②李… Ⅲ．①运动疗法－应
用－戒毒 Ⅳ．① R163.4

中国版本图书馆 CIP 数据核字（2021）第 097086 号

书名　运动戒毒常用技术方法

主　　编	周建辉　李　雪
出　　版	四川大学出版社
地　　址	成都市一环路南一段 24 号（610065）
发　　行	四川大学出版社
书　　号	ISBN 978-7-5690-4730-1
印前制作	四川胜翔数码印务设计有限公司
印　　刷	成都金龙印务有限责任公司
成品尺寸	185mm×260mm
印　　张	11.25
字　　数	276 千字
版　　次	2021 年 8 月第 1 版
印　　次	2021 年 8 月第 1 次印刷
定　　价	45.00 元

版权所有 ◆ 侵权必究

◆ 读者邮购本书，请与本社发行科联系。
　 电话：(028)85408408/(028)85401670/
　 (028)86408023　邮政编码：610065
◆ 本社图书如有印装质量问题，请寄回出版社调换。
◆ 网址：http://press.scu.edu.cn

四川大学出版社
微信公众号

前言

　　为打赢新时代禁毒人民战争，营造绿色无毒的和谐稳定环境，我们以习近平新时代中国特色社会主义思想为指导，以科学戒治为核心，不断提高戒毒工作科学化、专业化水平，强化规范意识，特编写此书，帮助戒毒人员养成良好的生活习惯，掌握运动康复的方法，提高他们的身心健康水平，争取早日回归社会。

　　体育锻炼会使人体产生内啡肽和血清素，可以有效改善个人的情绪，减轻压力，使人感到快乐。体育锻炼和健康教育是提高药物戒断康复率、降低复吸率的有效途径。戒毒人员的运动康复工作具有科学性、专业性，是一项严肃的执法管理活动。我们需要打破思维定式，坚持人文关怀、治病救人相结合，更新工作理念和方法。目前，戒毒人员运动康复工作面临着很多挑战，依靠现有的力量和经验是不够的，应汇集多方智慧，凝聚各方力量，不断推进协同创新，树立合作共赢的理念，走社会化戒毒之路，加强与体育院校、科研院所的合作，充分发挥戒毒场所管理、人员等优势，结合科研单位在研究、人才、设备等方面的优势，共同探索运动戒毒工作的规律和方法。在确保安全的前提下，为戒毒人员制订科学有效的个性化运动康复方案。坚持问题导向，加强运动戒毒理论体系建设，促进理论和实践紧密结合，实现共建、共享、共赢，从而推动戒毒工作创新发展。本书具有以下特点。

　　一是运用科学的运动康复理论和方法，为戒毒人员提供运动处方。运动是良医，本书以增进健康为指导思想，以树立健康意识，激发戒毒人员的运动热情，帮助他们掌握运动康复的方法，养成终身体育锻炼的良好习惯，提升他们的身心健康、社会适应性、道德健康水平为目标，力争使戒毒人员在强制隔离期间的运动康复方法能在将来的生活和工作中发挥后续效应，打破运动康复的时空界限。

二是充分利用互联网和现代教育技术，提高戒毒人员运动康复的主动性。本书运用二维码技术上传大量运动康复的多媒体课程，采用可重复的在线立体化训练模式。戒毒人员可随时随地地学习和复习相关运动康复的动作，有利于激发戒毒人员兴趣，增强戒毒人员的主动性。

三是注重个体差异，因材施教。本书根据戒毒人员不同的身体素质、特殊情况、常见症状等，提供科学的健身指导，以帮助戒毒人员恢复健康，养成良好的生活习惯，培养积极的兴趣爱好，最终使他们戒除毒瘾，康复身心，回归社会。

本书既可作为戒毒人员的运动康复教材，又可作为戒毒人员终身体育锻炼的指南。我们在编写过程中，借鉴了众多的文献资料，并得到了有关专家的悉心指导和全力支持，在此致以衷心的感谢和崇高的敬意。

编　者

2020 年 12 月

目　　录

第一部分　理论篇

第二部分　实践篇

第一部分 理论篇

第一章　戒毒人员运动康复概述

戒毒工作包括脱毒、康复、后续照管三个阶段，脱毒仅仅是治疗，后续照管是保障，体能康复是基础和办法。必须针对吸毒人员体质较差、免疫力下降、血液供氧能力不足、骨质疏松等情况，进行系统科学的指导与运动康复，以增强免疫力。因此，增强戒毒人员体质，提高免疫力，恢复健康体能，应当作为强戒教育过程中的重要环节之一。

第一节　体育的重要性

体育是在人类社会发展过程中，根据生产和生活的需要，遵循人体身心的发展规律，以身体活动为基本手段，实现增强体质，提高运动技术水平，丰富社会文化生活而进行的一种有目的、有意识、有组织的社会活动，是伴随人类社会的发展而逐步建立和发展起来的一个专门的科学领域。自从体育产生以来，强身健体及娱乐身心自始至终都是体育的主要功能。体育是以增强体质、增进健康及培养人的各种心理品质为目的，尤其是在戒毒工作中，戒毒人员对精神方面的需要高于对物质方面的需要。戒毒人员对于体育的需求不只限于强身健体，还希望通过体育活动得到更多的精神享受。例如，戒毒人员观看体育比赛，优美的体育动作、扣人心弦的竞赛等都给戒毒人员以美的享受。在比赛现场，随着比赛的进行，戒毒人员可以大声叫喊，尽情释放自己的情感，使戒毒人员在精神上有一种轻松感。一次成功的射门，一个漂亮的投篮，一段快节奏的健美操等，不只是健身，更重要的是给戒毒人员的一种成就感和舒畅感，这些都是体育带给戒毒人员精神方面的价值。另外，通过参加体育运动有助于培养戒毒人员勇敢顽强的性格、超越自我的品质、迎接挑战的意志和承担风险的能力，有助于培养戒毒人员的竞争意识、协作精神和公平观念。一些体育活动和体育赛事对丰富戒毒人员的文化生活，弘扬集体主义、爱国主义精神，增强向心力、凝聚力，都有着不可缺少的作用。

第二节　运动的作用

人的健康是生命运动的过程，是一种积极、能动的追求。生命在于运动，运动在于锻炼，锻炼贵在坚持，坚持就是胜利。运动要因人而异、适量适度、有规有律、有节有禁。

一、运动能增强体质

运动是一种复杂的社会文化现象，它以身体活动为基本手段来增强体质、增进健康。

（一）促进人体生长发育

体育锻炼可以通过对骨骼的刺激，增加矿物质的吸收，促使人体长高，还可以通过对骨骼肌的刺激，增强骨骼肌功能，延缓骨骼的衰老。体育锻炼能不停刺激肌肉，达到增强肌肉力量和耐力的目的。体育锻炼时肌肉反复用力做功，可以提高肌肉细胞中能量代谢的能力，促进肌肉蛋白质的合成，促使肌肉发达。但是，在通过体育锻炼促进生长发育的时候，一定要注意合理的营养搭配，否则会因消耗增加而造成营养不良，阻碍生长发育。

（二）改善心血管功能

经过系统的体育锻炼可以使人体安静时的心率下降，使心脏每搏输出量（心脏每次跳动的排血量）增大和心脏体积增大，改善心血管功能。

二、运动有利于身体健康和心理健康

运动不仅有利于身体健康，而且对人的心理健康具有促进作用。运动是一种行之有效的心理治疗方法，可以陶冶情操，保持健康的心态，充分发挥个体的积极性、创造性和主动性，从而提高自信心和形成正确的价值观，使个体在融洽的氛围中获得健康、和谐的发展。

70%左右的医生认为身体活动可作为治疗焦虑症和抑郁症的辅助手段。有研究报道，一次多组 30 米的跑步可以使紧张、困惑、疲劳、焦虑、抑郁和愤怒等不良情绪状态得到显著改善，同时使精力保持在较高水平。Hassmenz 在芬兰所做的一项大型调查表明：每周至少锻炼 2~3 次的个体，其压抑、易怒、猜忌及紧张程度明显比那些较少锻炼以及不锻炼的个体要低。一般认为，一次的运动对正常人的应激症状（如焦虑、抑郁和愤怒）只起短时间的降低作用，而长期的锻炼对心理疾病患者的焦虑、抑郁具有长期稳定的缓解作用。

运动是在大脑的调节下进行的有意识的身体活动，通过运动可保持大脑的健康，促进智力的发展。运动能增加大脑的供氧量和供血量，加强脑细胞的营养，延缓脑细胞的衰老。经常参加体育运动的人在视觉、听觉、触觉及空间感知方面能得到更多的锻炼和体验，左、右大脑半球的功能都有所改善。

适当的运动可消除脑疲劳，提高工作效率，舒展身心，有助于安眠及消除心理压力。运动具有调节紧张情绪的作用，能改善生理和心理状态，恢复体力和精力，使疲劳的身体得到有效的放松，能在一定程度上改善负面情绪。

体育的一大显著特点是竞技性强，比赛需要争高低、论输赢，运动的过程必然伴有成功的喜悦和失败的落寞。在成功与失败之中，人们学会了享受成功，承受失败，学会了胜不骄、败不馁，人的心理承受能力在不断的锤炼中得到增强。

体育运动可以减缓或消除焦虑、抑郁等负面情绪，参加体育运动有助于培养人勇敢顽强、坚持不懈的作风，团结友爱的集体主义精神，机智灵活、沉着果断的品质，还能使人保持积极向上的心态。由于体育运动具有集体性和公开性的特点，因此能促进良好人际关系的发展，融洽关系，使人团结协作。人在运动中可以增强自信，提高自尊，在竞争中使自己的社会价值被认可。体育运动大多在规范要求下进行，因此体育运动对培养人良好的行为规范有着重要和积极的作用。合作与竞争是现代社会对人才的要求，体育运动在规范要求下，使双方在对等的条件下进行体能和心理等方面的较量，能培养人的合作与竞争意识。

三、运动能提高人对社会的适应性

（一）遵守行为准则

运动是一种特殊的社会文化活动，在这一领域中有各种明确而细致的行为规范，如运动守则、比赛规则、竞赛规程等，并通过裁判、仲裁、公众舆论、大众传播媒介等实施和监督。在戒毒所里，这些规范训练可在教官的指导下反复进行，这就使戒毒人员在运动中了解行为规范准则，懂得行为规范的一般特征，从而有助于对其他社会规范的理解。

（二）增强适应能力

运动大多是在露天环境中进行的，外界环境因素（如温度、湿度、光照）随时都在发生变化。这些变化不可避免地会使身体受到影响，人体必须随时调节来适应环境，使身体内外达到平衡。由于自然环境的变化是客观存在的，要达到人体与外界的相对平衡，必须依靠自身的不断调节来增强适应能力。

（三）抵抗疾病

身体的适应能力是通过条件反射形成的，经常参加体育锻炼，可使人对外界刺激做出快速而准确的反应，有利于增强人体的适应能力和提高人体对疾病的抵抗力。

（四）树立正确的价值观

运动是人体存在的合理性要求，它让人体验现实生活的乐趣、自由和幸福，培养积极进取的精神和高尚的品性与气质。运动康复是使戒毒人员身心全面恢复的过程，是培养正确价值观的重要手段。

（五）体验不同的社会角色

一个人要符合社会的要求，取得社会成员的资格，就必须学会接受适当的社会角色。参与各种体育运动能让戒毒人员体验不同的角色和"做什么，怎么做"的社会意义，为他们走向社会打下基础。

（六）培养团结协作的精神

现在，竞技运动中的许多团体项目，如篮球、排球、足球等已经较为普及，人们投身于这些运动，在强身健体的同时，学会了如何恰当地处理个人与集体的关系，如何融入集体，如何与他人沟通及合作，并在其中强化了个人的组织性和纪律性。

（七）调节情感与情绪

当今社会发展迅速，各行各业的竞争空前激烈，怡然自得的世外桃源只能成为人们心中永远的一种企盼，人们会不自觉地产生忧郁、紧张等情绪反应。体育运动可以转移注意力，使人从烦恼痛苦中解脱出来，使不良情绪得到及时宣泄，让人以稳定的心情承受压力，迎接挑战。

（八）改善人际关系

人是社会的基本构成单元，人对社会的适应从本质上来讲是自身对他人的适应，能否正常与人交往、与人沟通是社会适应性最直观、最客观的体现。体育运动使人们相聚在运动场上，进行平等、友好、和谐的练习和比赛，使人们相互之间产生亲切感。尤其是集体竞赛项目，可以使直接参与者及间接参与者结识更多的朋友，将他们之间的关系变得更加和谐友好。

四、运动有助于塑造健全的人格

在体育运动中人要承受一定的生理负荷，这就要求人们要不怕困难，不怕艰辛，在克服困难的过程中磨炼出顽强的意志、坚持不懈的品质和吃苦耐劳的优良作风。体育运动多种多样，有的要求爆发力，有的要求耐力，有的动作复杂惊险，有的动作变化无穷，这就要求人们勇敢地尝试，果断地判断。而以上这些优秀的品质对一个人适应社会竞争、胜任社会角色，从而塑造健全的人格都有着深远的意义。

第三节　体育与健康教育

体育与健康教育是实现戒毒人员运动康复目的和任务的基本途径，是以体育训练课内容为中介，教官与戒毒人员教与学的双边活动，是戒毒人员在教官的指导下，按照运动康复大纲的要求，锻炼身体，增强体质，掌握一定的卫生保健知识与体育技术、技能，培养思想道德品质的有目的、有组织的教育过程。

对于戒毒人员，体育与健康教育有其明显的特点：

第一，戒毒人员运动康复的宗旨是坚持通过体育运动促进健康。

第二，戒毒人员通过参与各种各样的身体练习来实现运动康复，通过运动康复提高体育运动技术和掌握运动技能，恢复戒毒人员的身体健康。身体练习为运动康复的"基本平台"，在这个平台上，可以拓展其他各种形式的活动，从而实现戒毒人员运动康复的多种目标。

第三，戒毒人员在运动康复过程中进行各种身体练习时，一方面是技能与体能水平的表现，另一方面是人的思维活动的体现。身体练习的完成实际是体力活动与思维活动相结合的过程与结果。在此过程中体力活动与思维活动应紧密结合，融于一体。

第四，戒毒人员体能和健康的发展需要运动，需要做各种身体练习，还需要有科学的运动量。运动量就是一定的运动负荷，戒毒人员在运动康复过程中，主要是通过反复从事各种身体练习，掌握体育知识技能。在反复练习的过程中，戒毒人员的机体会承受相应的刺激。不同戒毒人员所能承受的生理负荷是不相同的，如何科学合理安排运动量是戒毒人员运动康复的重要问题。

第五，戒毒人员参与运动康复过程中，提高其心理健康和社会适应力水平是训练的重要目标。因此，注重心理健康和社会适应能力的发展是当前戒毒人员运动康复的重点之一。

第二章 戒毒人员健康体适能

第一节 健康体适能的前期准备

一、身体筛查

建立详细的戒毒人员档案，为开展有针对性的运动康复提供重要的依据。个人档案包括戒毒人员的基本情况、身体健康状况、参与体育活动的情况和对体育活动的认知等信息。

脱毒期戒毒人员须进行一次体质测试，包括基本检查、一般检查和机能检查，主要反映与运动康复密切相关的心血管系统功能、呼吸系统功能和神经系统功能等情况，了解戒毒人员的基本体质和体能状况，通过分析其结果制定一套针对性较强的体能运动康复模式或方案，并将测试结果作为下一阶段运动康复效能比较的参照，有助于检验和提高训练效果。

（一）心血管系统的检查

心血管系统的形态和功能受毒品危害的表现比较明显，如脉管炎、心内膜炎、心律不齐、左心室肥大等。

1. 脉搏检查

脉搏检查是体格检查中的重要内容。脉搏检查部位一般选择桡动脉，如不能检查桡动脉时，可检查颞动脉、颈动脉、肱动脉、股动脉、腘动脉、足背动脉。

（1）速率

一般称脉率，正常成人安静时，男性约 60～80 次/分钟，女性 70～90 次/分钟。脉搏日间较快，睡眠时较慢，体力活动、饭后、精神兴奋时可增快。

（2）节律

正常脉搏的节律是规则的，一部分人可能出现呼吸性窦性心律不齐，表现为吸气时脉搏增快，呼气时减慢。各种心律失常，如在心律上出现过快、过慢或不规则时，在脉搏检查中都可反映出来。例如期前收缩是二联或三联律时，会出现一定规律的不整脉。

（3）紧张度

用触诊手指压迫血管使之完全遮盖脉搏，此时所用的压力大小即表示脉搏的紧张度，紧张度与动脉内的收缩期血压高低有关。高血压、动脉硬化时，触诊所需的压力大，即紧张度大，称为硬脉；心力衰竭、贫血时，触诊所用的压力小，即紧张度小，称为软脉。此外，紧张度亦随性别、年龄而略有不同。

（4）强弱（大小）

脉搏的强弱或大小与左心室排血量及速度、末梢血管的阻力及动脉壁的弹性有关，即与动脉的充盈度及脉压大小有关。

2. 血压测量

推动血液在血管内流动并作用于血管壁的压力称为血压。临床上所谓的血压系动脉血压，代表周身循环（体循环）的血压，心室收缩时动脉内压力最高，称收缩压；心室舒张时，动脉内压力逐渐下降到最低，称舒张压。收缩压与舒张压之差，称为脉压差。血压的高低主要取决于外周血管阻力、大动脉壁的弹性、每搏输出量及心肌收缩力。目前，临床上测量血压均采用间接的方法，即用血压计来测量，正常成人收缩压为 12kPa～18.7kPa 或 90mmHg～140mmHg，舒张压为 8kPa～12kPa 或 60mmHg～90mmHg，脉压差为 4kPa～5.3kPa，当收缩压超过 17.3kPa（130mmHg）、舒张压超过 12kPa（90mmHg）时，应做进一步高血压检查。有时力量练习偏多后，也可出现血压较明显的升高。注意事项：

①测量血压前一般应让受检者安静休息 5～10 分钟后再进行检查，测量时应脱去过紧的衣袖，以免阻碍血流，影响测量的准确性。

②测量前，血压计的汞柱平面应放至 0 点，血压计的汞柱应直立不可偏斜。

③测量血压用的袖带不能过窄，不宜缠得过紧或过松，听诊器不应放在袖带下进行听诊。

④每次测血压应至少进行两次，以便校对，重复测量时，应使压力计的汞柱平面（或指针）回到 0 点，并使患者手臂放松片刻后再测量。

（二）呼吸系统的检查

任何方式的吸毒对呼吸系统都会造成严重破坏，导致各种呼吸道疾病，如鼻炎、咽炎、肺炎、肺泡出血、哮喘、海洛因性肺水肿、肺栓塞等。

1. 呼吸频率

正常人呼吸节律均匀、浅深适宜，平静呼吸时，每分钟 16～20 次，呼吸与脉搏的比例为 1∶4。正常人在情绪激动、训练、进食、气温增高时呼吸增快，休息、睡眠时减慢。

2. 呼吸节律的改变

（1）潮式呼吸

一种周期性呼吸频率及深度的改变。呼吸由浅慢趋深快，再由深快到浅慢而后暂停。呼吸暂停可达半分钟之久，之后又开始上述周期性的呼吸。呼吸暂停时，受检者可陷入沉睡状态。

（2）间停呼吸

又称比奥呼吸，一种有规律呼吸与突然呼吸暂停相间的间断呼吸，呼吸深度常一致不变，也可表现为呼吸的深度及频率呈不规则改变，并伴短暂呼吸暂停。

上述两种异常呼吸是由于呼吸中枢的兴奋性降低所致，只有当缺氧加重、二氧化碳滞留到一定程度，才能使呼吸中枢兴奋，使呼吸恢复或加强；当呼吸增强，二氧化碳呼出后，呼吸中枢又失去兴奋，呼吸再次减弱，乃至暂停。

3. 多次肺活量测定

连续测定肺活量 5 次（每次间隔 15 秒）。当呼吸功能良好时，各次肺活量的数值不变或稍上升。呼吸功能不良时，各次肺活量数值逐渐降低。

4. 呼吸肌力测定

利用装有水银的 U 形管可测定呼吸肌力，受检者用最大力量吸气和呼气时分别测定。呼气时健康成年男子为 8kPa～13.3kPa（60mmHg～100mmHg），女子为 5.33kPa～10.7kPa（40mmHg～80mmHg）；吸气时，男子为 6.67kPa～10.7kPa（50mmHg～80mmHg），女子为 5.33kPa～9.33kPa（40mmHg～70mmHg）。

5. 屏息试验

一般健康男性吸气后屏息时间为 35～45 秒，呼气后屏息时间为 20～30 秒，女子数值稍低。屏息试验可作为评定受检者耐受低氧能力的简易指标。

（三）神经系统的检查

吸食毒品常引起神经系统功能紊乱，比如交感神经兴奋性过强或过弱、中枢神经兴奋性增强等。

神经系统检查包括颅神经、感觉系统和神经反射检查等。这里仅介绍体检中常用的神经反射。反射（reflex）是指皮肤、黏膜、肌腱和内脏的感受器接受刺激后，刺激通过传入神经传至脊髓或脑，再经过传出神经到达远端相应的组织器官，出现相应的反射活动。当神经反射弧的任何部位发生病变或受损害时，正常反射即遭破坏而出现异常的反应。因此通过反射检查可帮助判断神经系统损害的部位，为临床诊断提供依据。

（四）植物神经系统的检查

除根据脉搏、血压、呼吸、出汗情况了解植物神经功能外，还可做专门的体位试验和反射来评定植物神经系统的状态。

1. 直立试验

受检者卧床休息 2～3 分钟后，数脉搏 1 分钟，然后缓慢站立起来，再数脉搏 1 分钟。正常反应为脉搏增加 12～18 次/分钟。当超过此数时，则表示交感神经兴奋性增加；而增加不足 6 次者，说明交感神经兴奋性较差。

2. 卧倒试验

方法与上述相反，先测定受检者安静站立时的每分钟脉搏数，然后缓慢躺下，隔 15 秒钟后，再测每分钟脉搏次数。正常反应为脉搏次数每分钟减少 6～14 次，当超过以上范围，说明副交感神经兴奋性增强。

3. 皮肤划纹试验

用钝头针在胸部皮肤上划痕 3~5 条，刺激皮肤血管的植物神经末梢，再观察出现的反应。当出现明显白色痕纹持续 30 秒钟以上，表示交感神经兴奋性增高；当出现红色痕纹持续 20 秒钟以上时，表示副交感神经兴奋性增高；当出现显著红色痕纹且略浮肿突出，并持续 30 秒钟以上，表示副交感神经兴奋性显著增高。

二、健康体适能

健康体适能是指偏重于身体健康方面的能力，是促进健康、预防疾病和增进工作效率的身体要素，主要包括心肺耐力、肌力、肌耐力、柔韧性和身体成分五项要素。

心肺耐力是指心脏、肺和血液循环系统将维持生命所需的氧气有效地输送至全身，供肌肉组织进行新陈代谢活动并产生能量的能力。人体心肺耐力可通过长时间的有氧耐力运动得到改善，它是五项要素中最重要的一项。

肌力是指肌肉一次收缩所产生的最大力量。人体肌群只有得到均衡的发展，才能满足日常工作与生活的需要。若肌力不足，不但动作效率低，肌肉易产生疲劳，而且会导致运动损伤的发生，还会导致人们形成不良的身体姿势，进而引起身体局部病痛。通过经常性的抗阻力练习可有效地提高人体肌力。

肌耐力是指肌肉反复地收缩或维持某一固定用力状态的持久能力。肌耐力和肌力统称为肌肉适能，肌耐力和肌力既各自独立，又互有联系。家务劳动、步行、上楼梯等均需要良好的肌耐力，它是享受休闲与居家生活的重要基础。采用小负荷强度、较多重复次数的力量练习可促进肌耐力的发展。

柔韧性是指人体关节的活动幅度。影响柔韧性的因素除关节本身的结构外，还包括肌肉、肌腱、韧带、软骨组织和皮肤等的伸展性和弹性。人体具备良好的柔韧性，身体可以比较灵活地做扭转、回旋、弯曲等动作。柔韧性差，易造成肌肉拉伤、关节扭伤等运动伤害。不明原因的腰背疼痛常与身体某些肌群的伸展性差有关。持续 10~30 秒的缓慢静态伸展活动是提高柔韧性的较好方法之一。

身体成分是指人体脂肪与肌肉、骨骼和其他机体成分的比例，一般用体脂百分数表示。

第二节　健康体适能的锻炼方法

一、戒毒人员运动强度

（一）中等强度

中等强度是指有氧运动时，心率达 100~140 次/分钟；运动时可以短句交谈。进行力量练习时，使用的力量相当于最大肌肉力量的 50%~70%，每个部位重复 8~12 次。

（二）高强度

高强度是指有氧运动时，心率达 140 次/分钟以上；运动时无法语言交谈。进行力量练习时，使用的力量相当于最大肌肉力量的 71%~90%，每个部位重复 4~6 次。

二、戒毒人员运动时间

每天运动 30~60 分钟；每周运动 3~7 天。每周 150~300 分钟中等强度运动，或每周 75~150 分钟高强度运动，或中等强度、高强度运动交替进行。力量练习每周 2~3 天，每天 2~3 组，每组力量练习包括 8~12 个部位。每天进行牵拉练习。

三、戒毒人员锻炼方法

（一）有氧运动

1. 有氧运动概念

有氧运动是指人体在氧气供应充足条件下，全身主要肌肉群参与的节律性周期运动。进行有氧运动可以全面提高人体机能，是目前最受欢迎的体育运动方式之一。

2. 有氧运动效果

增强体质，增进健康；控制体重，防控疾病；调节心境，提高工作和学习效率。

3. 有氧运动方式

快走、慢跑、游泳、滑冰、滑雪、乒乓球、网球、骑车、健身舞等。

（二）力量练习

1. 力量练习概念

力量练习是指人体克服阻力，提高肌肉力量的运动方式。力量练习包括非器械力量练习和器械力量练习。非器械力量练习是指克服自身阻力的力量练习，包括俯卧撑、原地纵跳、仰卧起坐等；器械力量练习是指人体借助各种力量练习器械进行的力量练习。

2. 力量练习效果

提高肌肉力量，促进肌肉生长，防治骨质疏松，降低跌倒风险。

3. 力量练习方式

俯卧撑、引体向上、负重侧平举、俯身划船、哑铃飞鸟、坐位抗阻背拉、卧推、仰卧卷腹、臀桥、深蹲、负重伸膝、弓箭步换腿跳等。每组力量练习应包括 8～12 个部位。

（三）牵拉练习

1. 牵拉练习概念

牵拉练习是一种增加身体柔韧性和关节运动幅度的拉伸运动。牵拉练习包括静力性牵拉练习和动力性牵拉练习。静力性牵拉练习包括正压腿、侧压腿、压肩等；动力性牵拉练习包括正踢腿、侧踢腿、甩腰等。

2. 牵拉练习效果

增加运动幅度，提高健身效果，健美体态，放松肌肉，预防损伤。

3. 牵拉练习方式

颈部牵拉、肩部牵拉、背部牵拉、胸部牵拉、下腰背部牵拉、正压腿、侧压腿、摆腿、小腿牵拉等。

第三章　戒毒人员基本身体素质

第一节　身体素质与身体健康的关系

一、身体素质的概念

"身体"指有生命的躯体，包含组成人体的各种物质载体，即作为物质的人体各器官系统，因此身体素质应该是身体多种机能素质的综合，受心理、智力以及思想等的影响。"身体素质"指人体在中枢神经系统的指令下，机体在运动、劳动与生活中所表现出来的力量、速度、耐力、灵敏度及柔韧性等机能。美国健康、体育、娱乐与舞蹈联合会把身体素质概括为两个方面：一是与健康相关的身体素质，也称为健康素质，主要指与提高健康水平和增强体质有关的因素，如心血管耐力、肌肉力量和肌肉耐力等。二是与完成运动相关的身体素质，也称为运动素质，主要包括用于正确完成运动技术的能力，如速度、反应力、爆发力、灵敏度、协调性和平衡能力等。

健康是人类永恒的话题，是人类所追求的目标和共同的愿望。在不同时期人类对健康概念有不同理解，当今，健康的内涵主要包含身体健康、心理健康、社会适应健康和道德健康四个方面的内容，身体健康是健康的一个方面。

二、身体素质与身体健康的关系

从身体素质与身体健康的概念来看，两者之间既有区别又有密切的联系。

（一）区别

身体素质是衡量一个人运动技能状况的重要标志之一，表示人体在活动时的基本状态和条件，通常表现为速度的快慢、力量的大小、耐力的强弱、柔韧性的好坏等，其外延较小，范畴较窄，具有稳定性的特征。而身体健康则表示全身组织的机能都保持在正常水平，身体没有疾病，不虚弱，体现的是一种良好的状态，相对于身体素质而言外延较大，涵盖了全身的组织，且具有易变性。

身体素质主要是通过力量的大小、速度的快慢、耐力时间的长短、灵敏度及柔韧性的差异等表现出来，具有一定的客观性。而身体健康是全身组织的机能都保持一种正常水平和状态，表现出身体没有疾病和不虚弱，还需要人们进行一定的判断，有一定的主观性，这种正常水平与状态的判断是主观意识和客观实际的统一。

从两者的内涵和外延来看，身体健康比身体素质高一个层次，受身体素质的影响。身体素质是个中性词，而身体健康则不同，是个褒义词，我们在说一个人"身体健康"的同时，已经说明这个人的身体是没有疾病，处于一种健康的状态。但我们说一个人"身体素质"，却看不出是说明这个人什么。身体健康与身体素质两者范畴不同，词性不同，极差的身体素质自然与身体健康存在矛盾。

对身体素质的评定主要是通过对各项指标的测试来表现的，比如说通过握力计测力量的大小、时间的长短测速度的快慢等，也就是只要我们通过定量分析就可以判断出身体素质。而身体健康则不然，确定一个人的身体健康，身体有无疾病和衰弱的状态，单单靠相应指标的测量（血压、脉搏等）是不够的，还要通过医学的主观观察和判断进行定性分析才可以得出。

（二）联系

身体素质与身体健康两者具有密切的关系。首先，身体素质是达到身体健康的一个基本条件和基础。身体素质好坏是影响身体健康的一个重要方面，戒毒人员通过进行身体活动的练习来达到身体健康的目的，而身体活动的练习必须以一定的身体素质为基础。其次，提高身体素质是增强体质、提高运动技术水平的重要方面，无论是增强体质还是提高运动技术水平都是促进身体健康的有利条件。一个人正是以一定的身体素质为基础，通过身体的活动和练习，增强人体运动技能水平，从而最终达到身体的无疾病和不衰弱状态，表现出良好的体能、充沛的精力等而获得幸福的生活。

第二节 戒毒人员运动能力测试与评价

运动能力是指从事运动康复所具备的能力。本书的运动能力测试与评价包括单项运动能力测试与评价、综合运动能力评价。戒毒人员在从事运动康复前，应对运动能力相关指标进行全面测试与评价，以便科学地制订个性化运动康复方案。在从事运动康复的不同阶段，应定期进行运动能力测试，以客观评价运动康复效果，确保运动康复安全有效。

一、单项运动能力测试与评价

单项运动能力测试包括有氧运动能力、肌肉力量、柔韧性、平衡性和反应能力测试等。单项运动能力评价采用 5 分制，5 分为优秀，4 分为良好，3 分为中等，2 分为较差，1 分为差。

（一）有氧运动能力

有氧运动能力是反映人体长时间进行有氧运动的能力水平，与心肺功能密切相关。有氧运动能力强，表明心肺功能好。良好的有氧运动能力是身体健康的重要标志之一。经常参加运动康复，可以保持并提高戒毒人员的有氧运动能力。最大摄氧量是评价有氧运动能力的重要指标。

（二）肌肉力量

肌肉力量是肌肉在紧张或收缩时所表现出来的克服或抵抗阻力的能力。肌肉力量测试指标包括握力、背力、俯卧撑、仰卧起坐、纵跳测试等。

（三）柔韧性、平衡性与反应能力

柔韧性是指身体活动时各个关节的活动幅度以及跨过关节的韧带、肌腱、肌肉、皮肤等组织的弹性、伸展能力。良好的柔韧性可以增加运动幅度，减少运动损伤。

平衡性是指维持身体姿势的能力或控制身体重心的能力。平衡性是静态与动态活动的基础，良好的平衡性可以有效地防止因跌倒引起的各种损伤。

反应能力主要是指中枢神经系统接受一定指令或刺激后，有意识地控制骨骼肌肉系统快速运动的能力，体现了神经与肌肉系统的协调性。

二、综合运动能力评价

心肺功能是影响戒毒人员健康最重要的因素之一，有氧运动能力与心肺功能密切相关，因此，将有氧运动能力排在综合运动能力评价体系的首位，其权重为 40%。肌肉力量与运动能力、生活质量密切相关，其权重为 20%。柔韧性、平衡性和反应能力的权重分别为 10%、5% 和 5%。根据不同单项运动能力指标在综合运动能力评价中的权重与系数，计算综合运动能力得分，计算方法为：

综合运动能力得分＝有氧运动能力得分×8＋肌肉力量得分×4＋BMI 得分×4＋柔韧性得分×2＋平衡性得分×1＋反应能力得分×1

综合运动能力评价采用 4 级评定：85 分及以上为优秀、75 分及以上为良好、60 分及以上为合格、小于 60 分为较差。

第三节　戒毒人员体适能商测量方法

一、屈膝仰卧起坐（肌力与肌耐力）

测量仪器：秒表、垫子。

测量准备：适合测试的垫子或舒适的平面。

测量方法：预备时，请受试者于垫上或地面仰卧平躺，双手胸前交叉，双手手掌轻放在肩上（肩窝附近），手肘离开胸部，双膝弯曲约成 90°，足底平贴地面。施测者以双手按住受试者脚背，使受试者保持稳定。测试时，受试者利用腹肌收缩使上身起坐，双肘触及双膝后，回复预备动作，构成一个完整动作。听到"预备"口令时，保持仰卧姿势，听到"开始"口令时，尽力在一分钟内做起坐的动作，直到听到"停"口令时，动作结束，记录仰卧起坐次数。

测量记录：以次为单位，计时 60 秒。

注意事项：凡是医生指示患有不宜剧烈运动疾病者、女性生理期或妊娠期女性皆不可接受此项测试。测试前做适度的热身训练。受试者在仰卧起坐过程中不要闭气，应保持自然呼吸。后脑勺在测试进行中不可碰地。坐起时以双肘触膝为准，仰卧时背部肩胛骨接触地面后才可开始下一次动作。测试过程中，受试者如身体不适，应停止测试。测试前应详尽说明，并提供适当示范和练习。

二、坐位体前屈（柔韧性）

测量仪器：布尺、胶布、测量挡板、游标。

测量准备：将布尺放置于垫子或平坦的地面上，布尺零点（起点）一端朝向受试者，用胶布将布尺固定于地面或垫子上，并于 25 厘米处划一条与布尺垂直的长线（有色胶带或粉笔皆可），另于布尺两边 15 厘米处各划一条长线或贴有色胶带以免受试者双腿分开过宽。测试时，受试者保持膝盖伸直，除施测者外，可请人在旁边督促提醒，但不得妨碍测试。

测量方法：受试者坐于地面或垫子上面向仪器，双腿向前伸直，脚跟并拢蹬靠在测试仪的挡板上，脚尖自然分开，脚尖朝上（布尺位于双腿之间），双脚底部与布尺的 25 厘米记号齐平（需脱鞋）。受试者双手并拢，掌心向下，自然缓慢向前伸展（不得急速来回抖动），膝关节伸直，上体前屈，用双手中指指尖推动游标平滑前进，尽可能向前伸直到不能推动为止，记录测试值。

测量记录：测试两次取最大值，以厘米为单位，精确到小数点后一位。两中指互叠触及布尺处，其数值即为登记成绩，例如中指指尖触及 25 厘米点，则记录为 25 厘米；

如果中指指尖超过脚跟，所触及处为 27 厘米，则成绩记录为 27 厘米；如果中指指尖触及之处小于脚跟，若在 18 厘米处，则记录为 18 厘米。

注意事项：患有腰部疾病、下背疼痛、肌肉扭伤者皆不可接受此项测试。测试前做适度的热身训练。受试者上身前倾时要缓慢向前伸，不可快速前伸，测试过程中膝盖关节保持伸直状态，双脚不得移动。

三、跑走（心肺耐力）

测量仪器：计时秒表、石灰、哨子、信号旗、号衣。

测量准备：如果在空旷的地方进行测试，测试前要准确丈量距离，并划好起点、终点线。测量场地的地面应平整。

测量方法：移动开始时即计时，施测者要鼓励受试者尽力跑步完成测试，如中途不能跑步时，可以走路代替，到达终点时记录时间。

测量记录：女性记录完成 800 米的时间，男性记录完成 1000 米的时间。记录单位为秒。

注意事项：凡是医生指示患有不宜剧烈运动疾病（如心脏病）者不可接受此项测试。测试前做适度的热身活动。尽可能选择适宜测试的天气和时间。测试时要穿训练服装及训练鞋。受试者的积极性与成绩有密切关系，施测者要鼓励受试者尽力完成测试。测试过程中，受试者如身体不适，应停止测试。测试前一日避免从事剧烈训练。至少在测试前两小时用餐完毕。

四、身体质量指数（身体成分）

测量仪器：身高计、体重计。

测量准备：使用前应校正、调整身高计、体重计。

测量方法：测量身高时，受试者脱鞋站在身高计上，两脚跟并拢、身体直立，使枕骨、椎骨、臀部及脚后跟四处均紧贴量尺。测量结果以米为单位，四舍五入计至小数点后两位。测量体重时，受试者站立于体重计上，测量此时的体重。测量结果以千克为单位，四舍五入计至小数点后一位。

测量记录：将所得身高（米）、体重（千克）带入下列公式。

身体质量指数（BMI）＝体重（千克）/身高（米）的平方

注意事项：身高计、体重计测量前应校正、调整，并力求精确。测量体重时，受试者应着轻装，以减少误差。

五、4×10 米折返跑（灵敏度）

测量仪器：秒表、皮尺、木块（5 厘米×5 厘米×3 厘米）两个。

测量准备：在平坦防滑的地面上划上两条间隔 10 米的平行线，平行线两端各划出一个宽 30 厘米、长 40 厘米的方格。两个木块置于起跑线对面的方格中。

测量方法：受试者立于第一条线外，计时开始后，跑向第二条线取方格内的第一个木块，再跑回第一条线的方格内放置木块；然后再跑回第二条线取第二个木块，冲刺回起跑线。

测量记录：测试两次，以最短时间为评估依据。测试结果以秒为单位，计至小数点后一位。

注意事项：测试前应给受试者适当的练习时间。特别注意避免受试者在测试过程中滑倒受伤。测试过程中若出现滑倒，允许稍事休息后进行一次重测。

六、手球掷远（协调性）

测量仪器：手球、皮尺。

测量准备：选择适当平坦的场地，画出一个直径 2 米的圆圈为投掷圈，并在投掷的目标区中，画出每 10 米一条的距离标示线。

测量方法：受试者必须以过肩的姿势投掷。投掷后应由后方离开投掷圈，不得顺势向前离开投掷圈。

测量记录：连续投掷两次，以最远的距离为准（球落点与投掷圈内侧的直线距离）。测试结果以米为单位，计至小数点后一位。

注意事项：投掷时应注意受试者的投掷姿势是否正确。投掷前应特别强调受试者肩关节的准备活动。由于投掷的距离可能长达 20 米以上，应有专人注意球的落点，避免出现误判情形。

七、闭眼单脚站立（平衡性）

测量仪器：秒表。

测量准备：选择适当的环境。让每位受试者事先练习闭眼的感觉，若有必要可以使用眼罩，以达到更好的闭眼效果。

测量方法：预备时，受试者双脚自然直立，双眼轻松闭起，双手叉腰。听到"开始"口令后，以惯用脚站立，另一脚迅速屈膝抬起，尽量保持身体平衡，直到不能持续站立为止。测试进行中，受试者支撑脚的脚掌不得移动位置，双手叉腰也不得放开。

测量记录：测试结果以秒为单位，不足 1 秒部分舍去。

注意事项：测试前受试者应进行适当的练习。测试时支撑脚如果移动、双手离开腰际、非支撑脚着地等，都视为支撑时间截止。受试者可以将支撑脚与非支撑脚紧靠或分开，只要能够持续维持闭眼单脚站立即可。

八、50 米冲刺（速度）

测量仪器：秒表。

测量准备：最好在画有线的跑道上进行。受试者应事先练习站立式起跑方法。

测量方法：受试者立于起跑线后，听到"预备"口令及枪声之后立即快速往前直跑，通过终点时停表计时。

测量记录：每次测试以两人为一组，每人受测一次。测试结果以秒为单位，记录至小数点后一位。

注意事项：凡医生指示患有不宜剧烈运动疾病者不可接受此项测试。测试前受试者应做适度的热身训练，避免跑步成绩不佳或跑步过程中受伤。要求应以站立的方式起跑。

九、落棒反应（反应能力）

测量仪器：画有刻度的铁棒、木棒、铁尺或塑料尺。

测量准备：铁棒、木棒、铁尺或塑料尺的长度至少 30 厘米。

测量方法：测试惯用手抓握下落铁棒、木棒、铁尺或塑料尺的反应时间。测试时受试者应以站立的方式准备，铁棒、木棒、铁尺或塑料尺置于施测者半握起的手掌，下缘与拇指上缘处于同一水平位置，在不预先告知的条件下，受试者将下落的铁棒或木棒握住（铁尺或塑料尺则抓住）。

测量记录：以两次测试的平均值为准，记录受试者握处拇指上缘至铁棒、木棒、铁尺或塑料尺底的距离，以厘米为单位，记录至小数点后一位。

注意事项：受试者惯用手在抓握时，抓握位置不应跟随下落，以免造成测验上的误差。受试者应集中注意力。

十、立定跳远（爆发力）

测量仪器：石灰、皮尺。

测量准备：在平坦、不湿滑的测试地面上画一条起跳线。

测量方法：受试者立于起跳线后，双脚打开与肩同宽，半蹲，膝关节弯曲，双臂置于身体两侧后方。双臂前摆，双脚同时跃起，同时落地。每次测试一人，每人可跳两次。测试成绩由起跳线内缘至最近落地点为准。

测量记录：测试成绩单位为厘米。可连续跳两次，记录较远一次成绩。试跳犯规时，不计算成绩。

注意事项：凡是医生指示患有不宜剧烈运动疾病者不可接受此项测试。测试前做适度的热身训练。准备起跳时手臂可以摆动，但双脚不得离地。受试者应穿着训练鞋。试跳时一定要双脚同时离地、同时着地。

十一、戒毒人员体适能商的计算

体适能商（PFQ）得分的评定，是以戒毒人员各项体能要素检测结果的平均数与标准差为基础，基于正态分布的理论基础，将 PFQ 的平均值设定为 100，标准差设定为 20，范围在 0 至 200 之间。PFQ 得分为 100 时，代表戒毒人员体能优于 50％的同类人群；当 PFQ 得分为 120 时，则代表戒毒人员体能优于 84.13％的同类人群；当 PFQ 得分为 140 时，则代表戒毒人员体能优于 97.12％的同类人群。相同的，当 HPFQ（健康体适能商）与 SPFQ（训练体适能商）的评定结果皆为平均值，即 HPFQ 与 SPFQ 的平均得分分别为 40 与 60 时，代表戒毒人员健康体适能与训练体适能皆优于 50％的同类人群。当然，这种类似戒毒人员体能分数（平均值为 100、标准差为 20）的评定方式，受到戒毒人员各项体能要素的平均数与标准差的显著影响。

第四章　戒毒人员基础运动项目

第一节　健步走和健身跑

一、健步走

古往今来，有多少伟人、学者将走路作为保健延寿的良方，如大诗人李白、大文豪苏轼都甚爱游历名山大川，赏玩大自然风光，既锻炼了体魄，又陶冶了情操。走路对一个人很有好处，不但低碳环保，而且祛病健身，尤其是对心血管系统有更多益处。步行健身前准备好防寒的衣物、舒适的鞋，做适度的拉伸运动，开始慢步走五分钟后，就可加快步伐了。

（一）步行健身方式

步行健身有多种方式，健步走就是介于散步和竞走之间的一种健身运动。健步走不同于平常的步行，只是慢步走的话运动效果较差。健步走是以促进身心健康为目的，讲究姿势、速度和时间的一项步行运动。

（二）健步走姿势

在自然步行的基础上，躯干伸直，收腹挺胸抬头，目视前方，随着步伐速度加快，肘、肩关节自然前后摆动，膝盖朝前。脚跟先着地，然后过渡到前脚掌，最后推离地面。上下肢应协调运动并配合深而均匀的呼吸。步行场地宜选公园或开阔、安全的人行道，不要选择人多的马路。

（三）健步走运动量

步行速度快、持续时间长，总的运动量就大。运动强度可用心率快慢来监测。通常准备活动的行走心率为每分钟 100 次上下，快步走时最大心率为 220 减去年龄后的 60％至 70％之间，如 40 岁的人快步走时最大心率约为每分钟 126 次，60 岁以上约为 110 次。年老体弱的人，每分钟约走六十至七十步；长距离健步走者，男性每分钟走八十至九十步，女性则每分钟走七十至八十步；速度较快的，每分钟约行一百二十至一百三十步左右。当然，每天走多少路程及步行时间，应该根据个人的年龄、健康状况而定。

（四）健步走时间

要实现健身目的健步走应达到每分钟步行 90～120 米的速度。一天步行 40～50 分钟，约 3～5 公里，5 千到 8 千步，也可视身体情况分次进行。一周 3～5 天，持之以恒。

此外，每人每天可以坚持 1～2 次、每次 30 分钟以上的行走锻炼，步伐稳健均匀，不宜过快，以免引起小腿和臀部肌肉酸痛。只要是时间和体能允许的情况下，凡是可以行走的地方都应选择步行，以此来弥补运动的不足。步行虽有很多好处，但也强调不宜过度。

二、健身跑

（一）跑的概述

跑和走同属周期性运动项目，运动员在竞赛和训练时都是通过多次周期性重复用力，力求在最短的时间内通过一定的距离。因此在论述跑的技术基本理论时，都以一个周期为例进行。

1. 跑的力学分类

影响跑的力分为两类，一是内力，即肌肉工作所产生的力，二是外力，即重力、空气阻力、支撑反作用力。

2. 决定跑速的两个因素

跑速＝步幅（长）×步频

步幅（长）由后蹬距离、腾空距离、着地距离组成，后蹬距离为离地瞬间身体重心超过支撑点的水平距离，腾空距离为身体重心在腾空中通过的水平距离，着地距离为着地瞬间支撑点距身体重心的水平距离。

3. 腿在跑动中的动作

腿在跑动中的动作是周期性的：两脚依次着地，被上体超过后又离开地面向前摆动，准备下一次着地。这一周期可简单划分为支撑阶段、后蹬阶段、摆动阶段。支撑阶段是从脚着地到身体重心前移过脚；后蹬阶段是从支撑阶段结束时开始，脚离地时结束；摆动阶段是从脚离开地面开始，向前摆动，准备下一次着地。

（二）跑的专门练习

1. 小步跑

身体重心向上，上身重心微微向前，两眼平视前方，两臂屈肘前后摆动配合两腿动作。小步跑要求步幅小，频率快。小腿自然伸开，用前脚掌着地，支撑腿部关节充分伸展，骨盆前送，两臂配合两腿动作前后摆动。

动作要领：

①上体正直肩放松，两臂屈肘前后自然摆动。

②髋、膝、踝关节放松，迈步时膝向前摆出，髋稍有转动。

③当一只腿向前摆动时，另一只腿的大腿积极下压，足前掌扒地式着地，着地时膝关节伸直，足跟提起，踝关节有弹性。

2. 高抬腿跑

高抬腿是常见且简单易做的有氧运动之一。高抬腿分为以下两种，原地高抬腿是运动者的位置大致不发生变化的高抬腿运动，其标准动作是在保持上身挺直的情况下，两腿交替抬至水平；高抬腿跑是运动者在交替抬腿的同时向前（快速）移动。高抬腿跑的主要作用是训练腿部力量，提高下肢肌肉群的蹬撑能力。长期练习可以起到增强腿部力量，扩大步幅，提高髋关节、膝关节、踝关节等下肢关节的力量、柔韧性、协调性。

动作要领：

①挺胸收腹，落地屈膝缓冲。

②膝盖与脚尖保持向前，抬腿至略高于髋部。

③前脚掌着地发力。

3. 后蹬跑（后蹬跑）

后腿用力蹬伸，前腿屈膝前顶、送髋，落地时小腿积极后蹬，脚掌扒地，手臂上摆至肩高制动，有明显的腾空时间。

动作要领：

①上体正直或稍前倾，两臂前后自然有力摆动。

②充分伸展髋关节，膝、踝关节蹬伸在后，后蹬力量大，重心前移，身体较放松。

③摆动腿积极向前上方摆动至水平或接近水平部位时，带动同侧髋充分前送，同时膝关节放松，大腿积极下压。

④小腿前送至足前掌着地，缓冲，迅速转入后蹬。

4. 车轮跑

车轮跑主要强调折叠前摆与伸髋扒地动作的协调性与有效性，要求运动者摆动腿前摆到最高点后小腿折叠伸髋下压，同时伸小腿鞭打扒地，支撑腿屈髋前摆，快速正确地完成扒地式车轮跑。同时两臂配合屈肘自然摆动。此练习主要用来提高髋部屈伸肌群的摆动力量以及对抗肌和相应肌群的运动协调性，可有效地增强肱二头肌、股二头肌的力量。

动作要领：

①单腿模仿车轮跑：站立，扶物或不扶物，一腿支撑，另一腿模仿车轮跑的动作，大腿抬至水平，同时大小腿折叠靠紧，画圆需要自然打开适度向前伸小腿，随画圆势积极下压，以前脚掌着地向后扒地，其后又是再一次大小腿折叠前上抬，周而复始进行，体会车轮跑的动作，做一定次数后，换另一腿做，直至熟练。

②仰卧举腿车轮跑：身体呈仰卧，举腿呈90°左右，按正确动作要领，两腿在空中交替做蹬车轮动作，开始时可慢些，注意动作做正确，熟练后加快，以形成快速车轮跑动作定型。此练习可以在无负荷之下掌握动作。

③原地车轮跑练习：在熟悉动作方法后，按正确的动作方法尝试做原地车轮跑练

习，开始时抬腿和画圆的幅度较小，待熟练后逐渐加快速度、加大幅度。

④行进间车轮跑练习：在熟练掌握原地车轮跑后过渡到行进间车轮跑。

（三）跑的动作结构

1. 短跑起跑

田径竞赛规则规定，短跑比赛运动员必须采用蹲踞式起跑，必须使用起跑器，要按发令员的口令完成起跑动作。起跑器的安装方式主要有普通式和拉长式两种，运动员应根据个人的身高、体型、身体素质和技术水平等情况来选择起跑器的安装方式。

普通式：前起跑器距起跑线一脚半长，后起跑器距前起跑器一脚半长。前、后起跑器的抵足板与地面夹角分别为45°和75°，两起跑器左右间隔约15厘米。

拉长式：前起跑器距起跑线两脚长，后起跑器距前起跑器一脚长，起跑器的抵足板与地面的夹角及两起跑器左右间隔与普通式基本相同。

起跑包括"各就位""预备"和鸣枪三个阶段。听到"各就位"口令后，运动员走到起跑器前，俯身，两手撑地，两脚依次蹬在前后起跑器的抵足板上，脚尖应触及地面，后腿膝关节跪地。接着两臂收回到起跑线后撑地，两臂伸直，两手间距比肩稍宽，四指并拢与拇指呈"八"字形，颈部自然放松，身体重量均匀地落在两手、前腿和后膝之间，注意听"预备"口令。听到"预备"口令后，逐渐抬起臀部和后膝，臀部要稍高于肩部，身体重心适当向前上方移动，肩部稍超出起跑线，重心落在两臂和前腿上。两脚紧贴起跑器抵足板，集中注意力听枪声。听到枪声后，两手迅速推离地面，两臂屈肘做积极有力的前后摆动，同时两腿快速用力蹬起跑器，后腿快速蹬离起跑器后迅速屈膝向前上方摆出，前腿快速有力地蹬伸。

2. 短跑起跑后的加速跑

起跑后的加速跑是从蹬离起跑器到途中跑之间的一个跑段，一般为30米左右，其任务是尽快加速，达到自己的最高速度。起跑后第一步约三脚长，第二步约为四脚至四脚半长，以后逐渐增大，直至途中跑的步长。腿蹬离起跑器后，身体处于较大的前倾姿态，为了不使身体向前摔倒，要积极加快腿的前摆、蹬伸和臂的摆动，保持身体的平衡。最初几步两脚着地点并非在一条直线上，随着速度的加快，两脚内侧着地点应逐渐趋于一条直线上。

3. 短跑途中跑

途中跑在整个短跑中是最长的一段距离，其主要任务是继续保持较长距离的最高速度。其动作特点是前脚掌落在身体重心投影点的稍前面，脚触地后膝关节微屈，足踵下沉，使身体重心很快地移过垂直阶段；接着后腿的髋、膝、踝关节依次迅速伸展，完成快速有力的后蹬。后蹬的角度约为50°，后蹬方向要正。随着腿的落地动作，摆动腿的大腿迅速前摆，小腿随惯性折叠。蹬地腿蹬地时，大腿积极向前上方摆动，并把同侧髋一起带出。落地前，大腿要迅速积极地下压，这时由于惯性缘故，小腿自然前伸，接着前脚掌迅速有弹性地向下、向后做扒地动作。途中跑时，头要正对前方，两眼要平视向前，上体保持正直或微向前倾。以肩关节为轴，两臂轻松而有力地向前摆动。前摆时，不超过身体中线和下颌，大小臂之间的角度约为90°；后摆时，肘关节要稍微向外，摆臂动作应以自然协调为原则。

4. 短跑终点跑

短跑终点跑是短跑全程的最后一段，要求运动员在离终点线 15～20 米处时，尽力加快两臂摆动速度和力量，保持上体前倾角度，当离终点线一步距离时，上体急速前倾，双手后摆，用胸部或肩部冲向终点线，跑过终点后逐渐减速。

5. 弯道跑

运动员从直道进入弯道时，身体应有意识地向圆心方向倾斜，加大右侧腿和臂的摆动力量和幅度。后蹬时，右腿用前脚掌的内侧、左脚用前脚掌外侧蹬地。两腿摆动时，右腿膝关节稍向内摆动，左腿膝关节稍向外摆动。两臂摆动时，右臂前摆稍向左前方，后摆时肘关节稍偏向右后方；左臂稍离躯干做前后摆动。弯道跑的两腿蹬地与摆动方向都应与身体向圆心方向倾斜趋于一致。从弯道跑进直道时，应在弯道最后几步，身体逐渐减小内倾幅度，自然跑几步，做一个进入直道的调整，然后按直道途中跑技术跑步。

6. 中长跑途中跑和终点跑

途中跑是中长跑的主要部分，距离最长，跑速相对较慢，动作速度和用力程度相对较小，除了为战术需要而改变跑的节奏外，一般多采用匀速跑，跑步时要做到技术合理、速度均匀、节奏感强、全身动作协调有力。终点跑是运动员在十分疲劳的情况下，竭尽全力进行的最后一段距离的冲刺跑。在运动员实力接近的条件下，它将决定比赛的胜负。什么时候开始终点冲刺，这要根据比赛项目、训练水平、战术要求和临场情况等因素决定。一般情况下，800 米可在最后 200～300 米，1500 米在最后 300～400 米，5000 米以上可以在最后 400 米或稍长的距离开始加速，长距离的项目冲刺距离可更长些。速度占优势的采取紧跟，在进入最后直道时，才开始做最后冲刺，超越对手。

7. 中长跑呼吸

中长跑应注意呼吸的节奏，呼吸应自然并有一定的深度，一般是跑两三步一呼气，跑两三步一吸气。随着跑速的提高，呼吸频率也相应加快。中长跑时，由于强度大、竞争激烈，为了提高呼吸效率可半张口与鼻子同时呼吸，以最大限度地满足机体对氧气的需要。中长跑时，跑一段距离后会不同程度地出现胸部发闷、呼吸困难、动作无力，迫使跑速降低的感觉，这种生理现象叫"极点"。当"极点"出现时，应适当降低跑速，深呼吸，特别是加深呼气，同时要以顽强的意志坚持下去。

（四）如何提高戒毒人员跑步参与积极性

结合体育游戏促进跑步训练，逐步提高戒毒人员参与积极性，增强自我参与运动康复的主观意识，让一成不变、缺乏新意的跑步引起戒毒人员的兴趣和参与的热情，不会产生身心倦怠。下面我们分析几种调动戒毒人员参与的跑步游戏。

1. 接力跑游戏

常见现象：在接力跑的过程中，绝大多数是根据常规的队形开展活动，例如，以四列横队中第一排的每一名戒毒人员作为排头，其他后排相应位置的戒毒人员作为同组的组员进行游戏；或者以四路纵队排头为先，排尾为后排列进行。这样的队形与固定站位的顺序，不易发挥速度较快戒毒人员的示范与带头作用，不利于调动同组其他成员参与的积极性。

训练调整策略：允许各组调整同组成员在接力跑活动中的前后顺序，同时将安排组员顺序的权力交给各组的组长或同组成员协商，以此促进小组成员间的通力合作，根据每次接力跑比赛规则的不同，及时调整速度较快戒毒人员的站位，安排其站在队伍排头或压轴的位置。不断轮换尝试的过程不仅能调动其他戒毒人员参与游戏的热情，体现团结合作，争取游戏的胜利，还能有效地提高运动强度，起到强身健体的作用。

2. 耐久跑游戏

常见现象：在一路纵队整组慢跑时，需要排尾戒毒人员从跑道外侧快速跑出，超过本组所有戒毒人员成为领跑者。在这个练习过程中，往往忽略一个问题，那就是每一名戒毒人员慢跑调整的时间（即其他组员从排尾跑至排头的时间之和）是由其他组员决定的，也就是速度越慢的戒毒人员慢跑调整的时间越短。这样进行，常常会出现队伍脱节的现象，而且不免有些枯燥乏味，失去游戏应有的锻炼价值。

训练调整策略：改变练习方式，当速度较快的戒毒人员从排尾跑到与排头平行时，立即转身从原跑道再跑回排尾，跑到排尾平行之后，再次转身从排尾第 2 次跑到排头位置领跑。这样调整的意图是在整个游戏过程中考虑到成员之间速度与耐力素质参差不齐的现象，通过安排速度、耐力较好戒毒人员的两次往返，进一步提高体能水平和示范作用，同时也为速度、耐力较弱的戒毒人员降低运动负荷，起到缓解疲劳、恢复身心的作用。

3. 快速跑游戏

常见现象：在快速跑的游戏中，速度较快的戒毒人员往往一马当先，一枝独秀地领先同组的其他戒毒人员。这种情景对其他戒毒人员而言，可能更多的是造成一定的心理落差，所以在实际练习中时常出现一些戒毒人员不愿意与速度较快的戒毒人员一较高下，甚至在跑步过程中出现消极怠工、有意降低奔跑速度的现象，长此下去，逐渐形成消极比赛的态度。

训练调整策略：为了鼓励其他戒毒人员参与快速跑游戏，同时又对速度较快的戒毒人员提出新的挑战，在练习过程中除了采用让距追逐跑外，还可以采用另一种方式——让时追逐跑。让距追逐跑的变量是在距离方面，顾名思义，让时追逐跑的变量在时间上。例如在 50 米跑的游戏中，分两次发令，让所有戒毒人员都面向终点，站在各自跑道的起跑线后。第 1 次发令是一般戒毒人员的出发信号，1 秒后再进行第 2 次发令，是速度较快戒毒人员的出发信号，大家沿着各自的跑道跑向终点，到终点后再根据实际时间计算成绩。在奋力追逐的过程中，所有人都能努力快速奔跑，有效地培养了拼搏精神，促进了体能锻炼，提高了训练效益。

4. 障碍跑游戏

常见现象：障碍跑游戏有利于促进戒毒人员在运动中的肢体协调性，除此之外，对提高相应的身体素质也有极大的帮助。但是在往返绕过障碍的过程中，会不断地出现减速、加速的交替，对于个别身体素质较弱的戒毒人员而言具有一定的难度，从而会出现直接弃跑或由跑改为走的现象。

训练调整策略：根据戒毒人员实际运动能力，依次进行两两组合（速度较快者在前，较慢者在后），两人腰间绑定或双手拉着弹力皮筋同时跑出，绕过地面的障碍物，再绕过终点的标志物返回，以皮筋不松开、后面的戒毒人员返回起点的时间先后决定胜负。在跑的过程中前者的速度通过弹力皮筋给后者传递助力，可以减少跑步过程中减速、加速对速度较慢戒毒人员带来的身心负担，从而促进双方合作意识的培养与配合能力的提高。

第二节　力量练习

现代力量训练的一个十分重要的特点是训练方法、训练手段和训练方式越来越多样化。熟悉与掌握这些方法、手段，并且能结合训练实际及个体差异有针对性、合理地运用，才有可能获得事半功倍的效果。

一、力量练习的基本手段

各种不同的力量素质均有其练习手段，但力量素质训练也有一些共同的练习形式。

（一）负重抗阻力练习

这种练习可作用于机体任何一个部位的肌肉群，主要靠负荷重量和练习重复次数刺激机体而发展力量素质。负重抗阻力练习的方式多种多样，负荷的重量及练习重复次数可随时调整，它是身体素质练习中的常用手段。

（二）对抗性练习

这种练习需要双方力量相当，依靠不同肌肉群的互相对抗，以短暂的静力性等长收缩来发展力量素质，如双人顶、双人推、双人拉等。对抗性练习几乎不需要任何器械及设备，也容易引起练习者的兴趣。

（三）克服弹性物体阻力练习

这是依靠弹性物体形变而产生阻力来发展力量素质，如使用弹簧拉力器、拉橡皮带等。

（四）利用外部环境阻力练习

如在沙地、深雪地、草地、水中的跑、跳等。做这种练习要求轻快用力，所用力量往往在动作结束时较大。

（五）克服自身体重练习

这种练习主要是由人体四肢的远端支撑完成的练习，迫使机体的局部部位来承受体重，促使该局部部位力量发展，例如引体向上、倒立、纵跳等。

（六）利用特制力量练习器练习

特制的练习器可以使练习者的身体处在各种不同姿势（坐、卧、站）进行练习，它不但能直接发展目标肌肉群的力量，还可避免伤害事故发生。

二、力量练习的基本方法与特征

在训练实践中有多种发展肌肉力量的方法，或是作用于整个肌肉系统，或是有选择性地作用于某些肌肉群，这些具体的练习形式是形成现代力量训练方法的基础。按动力学特征分类，力量素质练习的方法分为动力性力量练习法和静力性练习法等，具体的练习方法多种多样。

（一）动力性克制收缩练习法

动力性克制收缩练习是指肌肉从拉长的状态中缩短以克服阻力而完成动作。肌肉在收缩时起止点相互接近，所以动力性克制收缩练习又可看作肌肉的向心性工作。该方法的最大特点是动作速度快、功率大，能有效地提高肌肉力量和耐力。

（二）动力性退让收缩练习法

该方法是使肌肉产生离心收缩的力量练习。生理学研究表明，肌肉不仅在收缩时能把化学能转化为机械能，在外力拉长肌肉做功时，肌肉也能把外能转为化学能储存。退让性收缩练习对肌肉产生超量负荷，可使肌肉力量，特别是最大力量得到明显增长。

（三）等动练习法

该方法是指借助于专门的等动训练器，在动力状态下，人体肌肉的抗阻力程度始终恒定且动作速度均匀的练习方法。这种方法的最大特点是人体接受外部负荷刺激所产生的生理反应强度在人体动作的变化过程中始终保持恒定，并使关节各个角度的肌肉用力表现出最大用力或恒定用力。

（四）超等长收缩力量练习法

该方法是利用肌肉的弹性、收缩性及牵张反射性来提高力量素质，即肌肉先被迫迅速进行离心收缩，再瞬间转为向心收缩的练习。它的最大特点是利用神经肌肉的牵张反射性，引起神经系统产生更强烈的兴奋冲动，从而动员更多的训练单位参加收缩，以产生更大的肌肉收缩力，达到提高力量的目的。这种练习方法主要有以下三种形式：第一，各种快速跳跃练习；第二，不同高度和形式的跳深练习；第三，利用专门训练器械进行的超等长练习。

（五）静力性练习法

该方法是指人体采用相对静止的动作，利用肌肉长度不变，主要改变张力的变化特点来发展力量素质。它的最大特点是物理上表现的功为零，但生物体却依然存在做功，能更有效地提高肌肉的张力与神经细胞的机能水平。

（六）组合练习法

该方法是将动力性的克制性练习、退让性练习和静力性练习等方法进行不同的组合，可以有效地提高肌肉力量和耐力。从生理和生物力学角度看，各种肌肉收缩方式混合练习，增加了机体对刺激的适应能力，而提高刺激能得到更快提高力量的效果。

三、最大力量的运动康复

最大力量的提高主要取决于肌肉生理横断面积和肌肉内协调能力的发展与改善，后者对相对力量的提高尤其重要。发展肌肉内协调能力是田径径赛、跳跃和球类训练提高力量的主要途径。下面几种训练方法能有效地发展人体最大力量。

（一）静力性练习方法

静力性练习一般多采用较大负荷量，以递增重量的方法进行练习。所负的重量越大，肌肉感觉神经传至大脑皮质的神经冲动也就越强，从而引起大脑皮质指挥肌肉活动的神经细胞产生强烈兴奋，若经常接受这种刺激，能提高神经兴奋强度，并动员更多肌肉纤维参与工作，进而提高肌肉的最大力量。

总负荷是影响最大力量发展的重要因素。影响总负荷的因素有负荷重量、练习重复组数、每组持续时间及各组间的间歇时间等。提高最大力量多采用本人最大负荷量的70%进行练习，组数可控制在4组，每组持续在12秒以上，每组间歇3分钟。若采用本人最大负荷量的70%～90%进行练习，组数可控制在4～6组，每组持续时间8～10秒，每组间歇3分钟。若采用本人最大负荷量的90%以上进行练习，组数不超过4组，每组持续时间3～6秒，每组间歇应增至4分钟。

（二）持续重复用力方法（重复法）

这种方法的特点是负荷量的大小应随肌肉力量的增加而逐渐增加。当能重复更多次数时，便表明力量有了提高，应增加负荷的重量。重复用力的方法适用于训练的各个时期和阶段，其作用在于加强新陈代谢，并有助于改进协调性，加强支撑训练器官能力，并能迅速而有效地提高肌肉力量。

重复用力训练采用的负荷强度一般是本人最大负荷量的75%～90%，组数可进行6～8组，每组重复次数3～6次，每组间歇时间控制在3分钟。

（三）短促极限用力方法（强度法）

这种方法的特点是用极大或接近最大的负荷练习，训练时逐渐达到用力极限以后继续用中高强度的负荷量练习，直到对这种刺激产生劣性的反应为止。

短促极限用力的练习方法，保证了神经系统和肌肉作用力的高度集中，可以使肌肉最大力量得到明显提高。对于需要提高最大力量的康复学员来说，周期性负荷最大和接近最大的重量能有效地提高其肌力。

短促极限用力训练采用最大负荷量的 85%～100%，练习组数 6～10 组，每组练习次数 1～3 次，每组间歇时间控制在 3 分钟。可进行如下安排：周一、四进行卧推 5 组，每组 3～5 次；弯举 5 组，每组 8～12 次。周二、五进行深蹲 4 组，每组 3～5 次；高翻 4 组，每组 3～5 次；负重仰卧转体 3 组，每组 8～12 次。周三、六休息。周日测验，卧推（40 千克），每组 1 次；弯举（20 千克），5 组，每组 8～12 次；深蹲（80 千克），每组 1～2 次；高翻（60 千克），每组 1～2 次；负重仰卧转体（8 千克），3 组，每组 8～12 次。

四、力量耐力的运动康复

力量耐力是既有力量又有耐力的综合性素质，它是人体在静力性或动力性工作中长时间保持肌肉紧张而又不降低工作效率的能力。力量耐力水平取决于多种因素，其中最主要的是保证工作肌耗氧、供氧、血液循环和呼吸系统的机能能力，无氧代谢的机能能力和工作肌有效利用氧的能力，并与克服自身疲劳的意志品质紧密相关。

根据肌肉工作的方式，力量耐力可分为动力性力量耐力和静力性力量耐力。动力性力量耐力又可细分为最大力量耐力（重复发挥最大力量的能力）和快速力量耐力（重复发挥快速力量的能力）两种。无论是动力性力量耐力或者静力性力量耐力均与最大力量有密切关系，完成同一负荷重量时的重复次数主要取决于最大力量。最大力量大，则重复次数多，力量耐力好。

从肌肉物质交换的关系来看，在静力性力量耐力练习时，肌肉紧张逐渐下降，从而限制了和酶作用的有氧物质的供应，肌肉高度紧张时，还会中断这种供应。在动力性力量耐力练习时，肌肉有节律地交替紧张和放松状态，短时间随血流供应有氧物质，易于加快消除疲劳的过程。根据肌肉物质交换的关系，如果发展一般力量耐力，可采用持续间歇练习法、循环练习法。

（一）持续间歇练习法

持续间歇练习法的特点是负荷重量较小，每次应竭尽全力去达到极限，使肌肉长时间持续收缩工作到最大限度。力量耐力的增长主要表现在重复次数的增加上，每次练习要力争增加重复次数，当重复次数超过该项目特点的需要时，就应增加负荷重量。由于每个训练项目的特点不同，因此采用的负荷重量和次数应根据各项目的特点而确定。如果练习时间短（20～60 秒），又必须使疲劳积累，应该在疲劳尚未恢复时进行下一组练习，若练习时间长（2～10 分钟），应该充分恢复到疲劳前的水平再进行。

（二）循环练习法

循环练习法是指根据训练的具体任务，建立若干练习站或点，康复学员按照规定的顺序、路线、时间依次完成各站规定的练习内容和次数，周而复始地进行练习的方法。

其特点是能轮流锻炼各个肌群，按先后顺序发展两臂、双肩、两腿、腹部、背部等部位肌群的力量耐力。

循环练习的内容组织需根据练习者的设想和训练目的而定，并且应该遵循"渐进负荷"或者"递增负荷"的原则安排训练，负荷强度必须针对个人情况而定，一般采用两种不同方式的循环练习。

1. 高强度间歇循环练习

该方法采用最大力量的 50%～80% 负荷，重复 10～30 次，重复速度要快，休息时间应是用力时间的 2～3 倍。这种方法主要用于短距离高速度项目（短跑、短距离游泳、短道速滑）、摔跤、拳击及其他球类项目的肌肉耐力训练。

2. 低强度间歇循环练习

该方法采用较低负荷（最大力量的 30%～50%），重复次数增加至最高重复次数。完成动作的速度适中或较慢，休息时间比高强度间歇循环练习休息时间要短。这种方法主要用于发展周期性训练项目的肌肉耐力，如长跑、长距离游泳、越野滑雪、赛艇等。

制定循环练习计划时，每组练习时间短者可安排 6 种练习，时间适中者可安排 9 种练习，时间长者可安排 12 种练习，总持续时间在 10～30 分钟之间，循环重复练习 2～3 组。但具体的练习持续时间、重复次数以及间歇时间，应该根据康复学员的训练水平和准备发展的身体素质来确定。对于初练者可分段制订训练计划，三个月为一期，每周训练 3～4 次，每次训练时间 60～90 秒，每个动作做 3～5 组，每组做 10～12 次。

五、力量练习考虑

一般性力量的训练，即针对全身基本力量的锻炼，可以提高人体的整体力量水平。除了利用专门的器械外，还可以利用人体自身的体重进行锻炼。

根据实际需要进行针对性的专门锻炼，可以有效地提高专项力量或促进局部力量。

一般力量、专项力量都是神经系统统一调动、支配的结果，这是一切动作完成的关键，也就是"收缩—放松，放松—收缩"过程，关键在于放松是否到位，收缩是否及时，而这个过程的水平高低取决于有效的负重性重复。

力量与速度、耐力、柔韧性、灵敏度无法割裂开来。速度、耐力、柔韧性、灵敏度练习也是提高力量的重要手段，力量训练中也包括速度、耐力、柔韧性、灵敏度训练。另外，要根据不同目的，将力量训练与其他素质训练结合起来，全面提高人的综合素质。

力量训练中的心理暗示是指进行力量锻炼时，把意念集中到要训练的肌肉上，用意念控制肌肉去完成动作，这样就能保证更准确地用力，获得更大的力量。

力量训练会对人体激素、生理生化等产生影响，如女性在接受力量训练时，体内的激素水平会发生变化，从而改善身体的内环境。

速度能力是一切运动之魂。速度能力表面上是肢体运动的快慢，比如跑动速度、身体移动速度、肢体挥动速度等，实际上是体现神经系统的反应、支配肌肉的能力以及体内生化代谢的速度水平等。良好的速度是人体多系统快速启动、协同工作的综合表现。

六、常用力量练习方式

（一）俯卧撑

俯卧撑是我们日常生活中很常见的动作，同时也是力量训练的一组非常好的动作，包括标准俯卧撑、单手俯卧撑、跳跃俯卧撑等。虽然动作不难，但是要做标准才能够达到健身锻炼的效果。

（二）单脚深蹲

单脚深蹲是在深蹲的时候只使用一条腿，另一条腿则缩起来。单脚深蹲是在深蹲的基础上加大了难度，主要训练的是腿部力量。

（三）举哑铃

举哑铃能够很好地锻炼手臂力量，同时又是比较简单易行的动作。

（四）平板支撑

平板支撑就是四点支撑，也就是身体四肢触地，但要注意身体一定要和地面平行，这组动作训练的是全身的力量，尤其锻炼腰部力量。

（五）仰卧触踝

仰卧触踝其实是和仰卧起坐有一些类似，但不同的是，做仰卧触踝的时候无须整个人坐立，只要手能够触摸到脚踝即可，这样动作能够做得更快，也能够有效达到训练力量的效果。

（六）硬拉

这个动作能锻炼到我们身上很多肌肉群，而且在训练的过程中，身体会释放大量睾酮并且进入血液。所以，如果打算做力量训练，硬拉是不可错过的一个基础训练动作。

（七）杠铃自由深蹲

杠铃自由深蹲这个动作其实和硬拉一样，都是能够锻炼到我们身体上大部分的主要肌群，特别是腿部肌肉，所以它也被称为腿部训练的王牌动作。如果想要跑得更快，跳得更高或者是腿部的力量更大的话，那么练这个动作是非常有效的，这个动作还能够提臀，对改善腿型也有帮助。

（八）哑铃罗马尼亚硬拉

这个动作其实是比较简单的，如果能够将动作做到位，对塑形是非常好的，尤其是对臀部塑形至为关键。在做这个动作的过程中，不仅能够训练到臀部肌肉，也能够让背部下方肌肉得到很好的锻炼，让腘绳肌更灵活。

七、核心力量练习

核心力量训练是一种力量训练形式，所谓"核心"是指人体的中间环节，也就是肩关节以下、髋关节以上包括骨盆在内的区域，是由腰、骨盆、髋关节形成的一个整体，包含 29 块肌肉。核心肌肉群担负着稳定重心、传导力量等作用，是整体发力的主要环节，对上下肢的活动、用力起着承上启下的枢纽作用。强有力的核心肌肉群，对运动中的身体姿势、运动技能和专项技术动作起着稳定和支持作用。

（一）位置

核心肌肉群是指环绕在我们躯干周围的肌肉，包括腹肌、髋部肌群，与脊椎、骨盆相连的肌肉。当我们上肢和下肢活动的时候，这些核心肌肉群会帮助身体保持稳定，也可以使身体保持正直。有人称这些肌肉为"能量来源"（Power House），因为整个人体就像一个运动链一样排列，而核心部位连接了人体的上下两个部分，好像是一座桥。如果这座"桥"出现了问题，那么很有可能会导致上、下半身乃至整个运动链出现问题。

在核心肌肉群当中有两部分肌肉需要特别关注，其中之一是腹横肌，腹横肌是四块腹肌中最深层的肌肉，它的肌肉纤维是横向的，所以当它收缩时，好像腰带一样压缩内脏，给背部以支持。强有力的腹横肌对于预防腰背损伤和提高运动表现有非常重要的作用。当你大笑时，下腹部向内收缩震动的部位就是腹横肌。收缩腹横肌可以将肚脐靠向脊椎，用力向内收。除此以外，核心部位肌肉群中骨盆底部肌肉也非常重要。这些肌肉联结在骨盆的底部，由多层肌肉交错构成，收紧骨盆底部肌肉，可以增大腹腔内的压力以及协助收缩腹横肌，从而起到稳定身体的作用。收紧这些肌肉时，你可以想象骨盆底部肌肉好像一部电梯，从一楼升到二楼再升到三楼，然后慢慢一层层下降，回到一楼。通过这样的想象，可以有效地练习收紧骨盆底部肌肉。

（二）练习方法

1. 平衡垫站立

单足站立于平衡垫或软垫上，保持身体稳定。还可以进一步将眼睛闭上，这样对于感受神经的刺激会更为强烈，会给核心力量训练带来更多的挑战。

2. 单腿蹲

单腿站立，屈髋向下蹲，保证支撑脚全脚掌着地，可以站在平衡垫或软垫上完成下蹲动作。

3. 健身球俯卧撑

两手打开放在健身球上，手在肩的下方，初学者可以采用手肘放在球上的方式降低难度，或者两脚可以分开一些。向下做俯卧撑的时候，不要让胸部碰到球。起身的时候，肘关节不必伸直，保持身体从头到脚是一条直线，腹部收紧，不要塌腰。

4. 平衡垫平衡式

坐在平衡垫或软垫上，以尾骨支撑保持平衡。双手撑在身体后侧，腰腹肌肉收紧，慢慢抬起一条腿，稳定后再抬起另外一条腿，双手离开地面。腰背要伸直，保持平衡。

5. 双腿置于平衡球上的支撑练习

将两腿并拢置于平衡球上，两手撑地，手臂与身体呈 90°角；脊柱保持正常位置，与地面平行；控制身体不改变任何角度；保持均匀呼吸，不要憋气。可以采用单手支撑进一步加强动作难度。

6. 平衡垫俯卧撑

将平衡垫放在地上与肩同宽的位置，两手放在平衡垫中心进行俯卧撑的动作。身体从头到脚保持一条直线，俯身到肘关节呈 90°角。起身时注意肘关节不要超伸。

7. 跪球平衡

腹部收紧，用手扶好球，控制身体稳定，跪在球上，同时夹紧大腿，两手交叉放于胸前，保持平衡。

8. 健身球反向划船

双脚放在健身球上，两腿分开与髋同宽。仰卧躺在杠铃杆下方，握住杠铃略宽于肩。腹部收紧，拉动身体向上直到肘关节呈 90°角，整个身体始终保持一条直线，肩部下压缩回，向上时胸部不要碰到杠铃杆。身体有控制地下落还原。

以上介绍了几种核心部位肌肉群的训练方法，主要是利用不稳定性因素对肌肉和神经的刺激达到提高核心稳定性的目的。无论是在日常生活还是竞技运动中，核心部位的稳定性都是不容忽视的。

第三节　柔韧性练习

柔韧性练习方法就具体形式来讲有两种，一种是主动练习法，另一种是被动练习法。主动练习法是指练习者依靠自己的力量使肌肉拉长，加大关节活动的灵活性；被动练习法是指练习者通过他人的帮助，借助外力使肌肉被拉长，并使关节活动范围增大。

一、腿、髋部柔韧性练习

（一）正压腿

主要用来增强腿部后侧肌肉的柔韧性。面对横木或一定高度的物体站立，一腿提起，把脚跟放在横木上，脚尖勾紧；两手扶按在膝关节处，两腿伸直，腰背挺直，髋关节摆正，上体前屈并向前、向下做压振动作。两腿交替进行。该动作要点是两腿都要伸直，上体向前、向下压振时腰背要直；压振时幅度由小到大，直到能用下颌触及腿部。

（二）侧压腿

主要用来增强腿部内侧肌肉的柔韧性。侧对横木或有一定高度的物体，一脚支撑，另一脚抬起，脚跟放在横木上，脚尖勾紧；两腿伸直，腰背保持直立，髋关节对前方，然后上体向放于横木的腿侧倾倒压振。左右腿交替进行。该动作要点是上体保持直立向侧、向下压振；压振幅度逐渐加大，髋关节一直正对前方。

（三）后压腿

主要用来增强腿部前侧肌肉的柔韧性。背对横木或有一定高度的物体，一腿支撑，另一腿后举起，脚背放在横木上，腿和脚背都要伸直，上体直立，髋关节正对前方，上体向后仰并做压振动作。左右腿交替进行。该动作要点是两腿挺膝，支撑腿直立且全脚掌着地站稳；挺胸、展髋、腰后屈；后压振幅度逐渐加大。

（四）前压腿

主要用来增强腿部后侧肌肉和髋关节的柔韧性。具体方法是一腿屈膝支撑，另一腿向前伸直，脚跟触地，脚尖勾紧上翘，踝关节紧屈；上体前俯，两手抓紧前伸的脚；两臂屈肘，两手用力后拉，同时上体尽力屈髋前俯，用头顶和下颌触及腿部。略停片刻后上身直起，略放松后接着做下一次。两脚交替进行。该动作要点是挺胸直背，塌腰前俯；挺膝坐胯，屈髋触脚。

（五）仆步压腿

主要用来增强大腿内侧肌肉和髋关节柔韧性。具体方法是两脚左右开立，左腿屈膝全蹲，全脚掌着地；右腿挺膝伸直，脚尖内扣，尽量远伸。然后将身体重心从左脚移至右脚，成另一侧的仆步。可一手扶膝，向下压振，亦可两手分别抓住左右脚，做向下压振和左右移换身体重心的动作。该动作要点是挺胸塌腰，下振时逐渐用力，左右移动时要低稳缓慢，开胯沉髋，挺胸下压，使臀部和腿内侧尽量贴近地面移动。

（六）竖叉

主要用来增强大腿前后侧肌肉和髋部柔韧性。具体方法是两腿前后分开成一条直线，前腿的脚后跟、小腿腓肠肌和大腿后侧肌群压紧地面，脚尖勾紧上翘，正对上方；后腿的脚背、膝盖和股四头肌压紧地面，脚尖指向正后方；髋关节摆正与两腿垂直，臀部压紧地面。上体正直。可做上体前俯、压紧前腿的前俯压振动作，亦可做上体后屈的向后压振动作，增大动作难度和拉伸幅度，动作幅度由小到大，逐渐用力。该动作要点是挺腰直背，沉髋挺膝；前俯勾脚，后屈伸踝。

（七）横叉

主要用来增强大腿内后侧肌肉和髋关节柔韧性。具体方法是两腿左右一字伸开，两手可辅助支撑；两腿的侧着地，压紧地面，两脚的脚跟着地，两脚尖向左右侧伸展或勾紧；胯充分打开，呈"一"字形。可上体前俯拉长腿后侧肌肉并充分开胯，亦可上体向左右侧倒，充分拉长大腿内侧肌肉并增大胯的活动幅度。该动作要点是挺腰立背，开胯沉髋；挺膝勾脚，前俯倾倒。

（八）腿、髋部被动练习

主要练习方法多采用各种形式的搬腿，让同伴握紧自己的脚，做正搬、侧搬、后搬等助力拉伸动作，也可采用各种形式的按和踩的方法。如进行横叉或竖叉练习时，可利用脚踩或手按练习者髋部的办法，助其用力，达到拉伸的目的。

二、腰部柔韧性练习

（一）前俯腰

主要用来增强腰部向前运动的柔韧性。具体方法是并步站立，两腿挺膝夹紧，两手十指交叉，两臂伸直上举，手心向上。然后上体前俯，两手心尽量向下贴紧地面，两膝挺直，髋关节收紧，腰背部充分伸展。双手从脚两侧屈肘抱紧脚后跟，使胸部贴紧双腿，充分伸展腰背部。持续一定时间后再起立放松。还可以在双手触地时向左右侧转腰，用两手心触及两脚外侧的地面，增大腰部伸展时左右转动的柔韧性。该动作要点是两腿挺膝直立，挺胸塌腰，充分伸展腰背部，胸部与双腿尽量贴紧。

（二）后甩腰

主要用来增强腰部向后运动的柔韧性。具体方法是并步站立，练习时一腿支撑，另一腿向后上直腿摆动，同时两臂伸直，随上体向后屈做向后的摆振动作，使腰背部被充分压紧，腰椎充分伸展。该动作要点是后摆腿和上体后屈振摆同时进行；支撑腿膝伸直；头部和双臂后屈做协调性后摆助力动作。

（三）腰旋转

主要用来加大腰部的左右旋转幅度。具体方法是两脚左右开立，略宽于肩，两臂自然垂于体侧。以髋关节为轴前俯，然后以腰为轴，使上体自前向右、向后再向左，做顺时针或逆时针旋转；同时，双臂随上体做顺时针或逆时针的环绕动作，以增加腰部旋转的幅度和力度。该动作要点是尽量增大绕环幅度，速度由慢到快，使腰椎关节得到充分活动、伸展。

（四）腰部被动练习

主要是利用压桥法。用双脚顶住或踩住练习者的双脚，用双手拉住练习者双臂或双肩，用力使练习者的双肩后部尽量靠近两脚跟，使练习者的腰椎关节得到充分伸展，增强腰部的柔韧性。

三、肩关节柔韧性练习

（一）正（反）压肩

正（反）手扶一定高度的物体，正压时体前屈直臂压肩，反压时下蹲直臂压肩。

（二）悬垂

正（反）手握单杠或其他物体，人体保持悬垂姿态。

（三）牵引

两臂交替利用上肢牵引器械进行练习。

（四）转肩

双手握住 1 米左右的棍、绳、毛巾等物体的两端，直臂或屈臂做体前和体后的转肩。

四、注意事项

柔韧性练习是一种循序渐进的运动，否则关节和肌肉活动范围过大容易受伤。无论选择哪种柔韧性练习，到了拉伸临界点时就应该保持二三十秒不动。如果感觉很疼就往回收一点，直到疼痛感消失。这时要尽力保持正常呼吸节奏，最后达到身心完全放松。可以休息一分钟后重复这些动作，也可以进行下一个练习。

第五章　运动康复方案设计

第一节　运动康复方案设计的重要性

一、戒毒人员运动康复特点

戒毒人员运动康复的目标主要是通过戒毒人员参与各种各样的身体练习来实现的。通过运动康复掌握体育运动技术和运动技能，增强戒毒人员的身体素质。

（一）体力与思维活动相结合

在戒毒人员运动康复过程中，戒毒人员从事各种身体练习一方面是技能与体能水平的外显，另一方面又是人的思维活动的体现。身体练习的完成实际是体力活动与思维活动相结合的过程与结果。在此过程中体力活动与思维活动应紧密结合，融于一体。

（二）身体承受一定生理负荷

人的体能和健康的发展需要运动，需要做各种身体练习，还需要有科学的运动量，承受科学的运动量就需要有一定的运动负荷。戒毒人员在运动康复过程中，主要是通过反复从事各种身体练习，掌握体育知识技能。在反复练习的过程中，戒毒人员的机体会产生相应的刺激。运动刺激的大小与过程会直接影响戒毒人员的生理负荷。戒毒人员所能承受的生理负荷是各不相同的，如何科学合理安排负荷是戒毒人员运动康复的特殊问题。

（三）注重戒毒人员的心理健康与社会适应能力的发展

根据运动康复的特殊性，戒毒人员在进行运动康复时也应该注意确立目标，其中，心理健康和社会适应能力是戒毒人员进行运动康复的重要目标。因此，注重心理健康和社会适应能力的发展成为当前戒毒人员运动康复的一大特点。

二、戒毒人员运动康复训练设计

训练设计是设计、开发、实施和评价训练的系统化过程。当前，随着运动康复的科学化、专业化程度越来越强，以戒毒人员为主体的训练设计越来越受到重视。戒毒人员运动康复系统是民警与戒毒人员、教材、训练方法、训练情境及器材相互作用以达到某一目标的有机实体。由此可见，训练设计或运动康复设计是对训练实施理性思考的过程。

民警作为运动康复训练的负责人，必须在训练设计中对多方面的问题进行思考。例如提供什么样的运动康复内容，如何对运动康复内容进行编排，哪种训练模式最有效等。

第二节　运动康复方案设计流程

一、运动康复目标设计

清晰而具体的运动康复目标应具备三个要素：第一，戒毒人员的预期终点行为；第二，完成这一行为的条件；第三，戒毒人员掌握运动康复任务的成绩（最低）水准或运动康复的达成度。

运动康复是一个系统化的工程，通过系统设计可以精确合理地收集持续的反馈信息，可以通过输出与输入的比较来评价系统的效能；根据输入反馈和系统的约束条件、戒毒人员的需要及更大范围的系统特征说明训练的具体目标，并将训练目标转化为明确的运动康复任务；科学收集有关教材以及不同达标方案的数据资料，根据达成目标的最佳手段来对过程和步骤做出决定，并根据各种反馈信息对系统做出调整。

二、分析训练任务

分析训练任务是运动康复系统设计的重要环节。训练任务是指教什么内容和怎样教（训练方法）的过程与结果。对训练任务的分析有以下步骤：制定具体清晰的终点目标；明确为达成目标的起点运动康复条件；把运动康复任务合理排序；分析如何恰当完成每一项运动康复任务。

戒毒人员在运动康复过程中，掌握运动技能是重要任务之一。技能是一组有目的活动的复杂范型，要求对习得的信息进行操作和协调。技能的分类包括简单技能与复杂技能，也可分为心理动作技能和智力技能，心理动作技能包括运动技能等。运动技能指在体育运动中有效完成专门动作的能力。培养熟练的运动技能是一个较长期和比较困难的事情，最有效的方法就是用行为业绩的方式，通过"小步子"发展，使其看到自己的进步幅度，从而增强信心，而不是与他人攀比。技能运动康复经常会遇到"高原效应"，通过分析原因，努力坚持下去，一般会出现突然跃进。

培养良好的运动康复态度也是戒毒人员运动康复的任务之一。态度是个人对特定对象的肯定或否定的内在反映倾向，是个性倾向的表现。态度是有对象的，针对具体事物，与人的认识、情感有直接关系。态度是内在的、持久的心理状态，但可以通过言行表现出来。态度是后天在家庭、学校与社会中得到示范、指导、劝说等形成的，具有阶段性，它与兴趣、价值观和习惯有共通之处，它们之间的差异就在于动机的力度和情绪情感相联系的数量。人们经常将态度分为积极的和消极的。在行为意义上，积极的态度是指运动康复者对某种刺激表现出来的接近的趋势。态度由两方面组成，一方面是认知要素，与自我概念和世界观相连，容易改变；另一方面是情感因素，不容易改变。态度有接近和回避两种趋向，鼓励和成就使人接近，批评和挫折使人回避。良好的运动康复和人生态度可以通过培养习得，例如榜样的方法、民主的方法、表扬强化的方法、小环境改造法、小群体支持法、自我进步评价法等，但应有事先的计划和承诺。

三、关注运动康复条件

运动康复是戒毒人员能动的信息自我加工过程，良好的运动康复条件可以保持戒毒人员运动康复的效率与效果。这些条件包括：

第一，良性的运动康复刺激。

第二，良好的注意力和动机。采取多样化训练手段，满足戒毒人员个性化运动需求。

第三，注重戒毒人员习得的反应。其过程包括参与、注意、心理加工、即时外显行为反应、形成性反馈。戒毒人员运动康复中一般都需要外显反应，但是也有非外显的情况，例如心理默诵、回忆及联想等。

第四，强化与形成性反馈。强化可能来自外部，也可能来自机体内部。奖赏是外部的强化，但是强化后持续行为随兴趣下降而缩短；内部的强化能更持久。具体（正例和反例）、定量、方向性的信息构成的形成性反馈比笼统的表扬更有利于强化。

第五，关注戒毒人员不同的认知情况，因材施教。

第六，良好的场地器材。戒毒人员运动康复场地与器材条件是十分重要的，良好且完善的场地器材不仅可以提高戒毒人员运动康复的积极性，而且可以防止伤害事故的发生。当前我国各地体育场地器材条件差距很大，有不少地区甚至十分匮乏，但是安全、卫生、摆放合理的场地器材条件应该是可以做到的。

四、选择训练手段

首先应根据戒毒人员需要选择最有效的刺激属性，包括静态、动态或综合性的刺激。刺激的情境、对情境做出反应的刺激者、练习实践和运动康复者的反馈是构成运动康复实践的四种要素。在戒毒人员运动康复中，媒体是用来向戒毒人员传递信息的手段或工具，主要是通过选择训练方法和训练模式以及适当的组织手段来实现。

（一）关于戒毒人员运动康复方法

戒毒人员运动康复方法是为实现戒毒人员运动康复目标采用的训练活动方式的总称。

训练方式是训练方法的细节或构成部分，如讲授法中的提问属于训练方式，不属于训练方法。训练方法是一连串的独立地完成某项训练任务的训练活动，而训练方式本身不能独立地完成某项训练任务。

依据获得知识的主要途径和来源，可以把戒毒人员运动康复方法分为语言法、直观法与练习法三大类。依据训练目标，可以把戒毒人员运动康复方法分为传授体育与健康基本知识、技术和技能的方法，发展戒毒人员体能的方法，加强戒毒人员思想品德教育以及心理健康的方法等。

在戒毒人员运动康复中，针对不同的运动康复目标，及时、适量、合理、综合地使用训练方法，可以比较好地提高训练效果和运动康复的效率。

（二）关于戒毒人员运动康复模式

我国《教育大辞典》写道："教学模式是反映特定教学理论逻辑轮廓的、为保持某种教学任务的相对稳定而具体的教学活动结构，具有直观性、假设性、近似性和完整性。"我国学者吴志超认为：教学模式是按照一定原理设计的一种具有相应结构和功能的教学活动的模型或策略。因此，可以认为训练模式都是建立在一定理论基础之上，具有一定结构并可以操作的"模块"。由此，可以把戒毒人员运动康复模式理解为在某一训练理论指导下，主要以完成戒毒人员运动康复任务为目的的一种训练模型或特定的训练策略组合，它体现在一个训练单元、一节体育课或课中的一个部分。

1. 戒毒人员运动康复模式主要特征

（1）理论性

戒毒人员运动康复模式是戒毒人员运动康复理论及其训练思想在戒毒人员运动康复中的具体体现，因此一种戒毒人员运动康复模式必然反映一定的体育思想和理论。它是为了某种体育教育目标的达成，在一种训练理论思想的指导下，选择训练方法、手段及组织方式，从而使得训练理论、训练思想和训练实践有机地结合起来的运动康复模式。

（2）整体性

构建戒毒人员运动康复模式时，应从整体上考虑训练的基本框架、概要，既要讲究训练主导和主体要素（民警、戒毒人员、教材、场地器材等）组合的内在关系，又要分析影响训练的外在环境因素（时间、气候等），以便综合地考虑戒毒人员运动康复目标的确立、教材和训练策略的选择等一系列问题，进而构建基本的训练框架，并通过训练实践的反馈进行检验、调整与修正，以取得最优化训练效果。

（3）稳定性

戒毒人员运动康复模式在经过长期训练实践检验而定型后，就具有相对稳定的结构。因此，一种较成熟的训练模式在其运用的训练条件适宜时，就有一定的稳定性。

（4）可操作性

由于戒毒人员运动康复模式是在戒毒人员运动康复理论和思想的指导下，经过训练实践的不断提炼和精心加工而形成的，其结构比较清晰明了，而且有些训练模式本身就是从长期的训练实践经验概括而来，因此，它具有实践意义和可操作性。

（5）直观性

戒毒人员运动康复模式虽然是一种可操作性理论框架，不像训练理论那样抽象，但其对训练理论或训练思想的反映是以直观、具体的方式来体现的。

2. 戒毒人员运动康复模式组成要素

（1）戒毒人员运动康复理论与思想

运动康复理论与思想是运动康复模式的深层要素。运动康复模式是在一定的运动康复理论或运动康复思想指导下形成的，任何一种运动康复模式都有其赖以成立的理论基础或思想内核，这也是区别不同运动康复模式的重要依据。

（2）戒毒人员运动康复实施结构

运动康复实施结构是运动康复模式的核心部分之一，它通常包括运动康复的操作程序、相互作用的活动方式等，是运动康复实施中可见的部分，不同的运动康复模式具有不同的运动康复实施结构。

（3）戒毒人员运动康复方法体系

戒毒人员运动康复方法体系是运动康复模式的又一核心部分。一定的运动康复模式具有和其运动康复思想相适应的运动康复方法体系。因此，不同运动康复模式的成立还有赖于一系列运动康复方法及方式的开发和重组，以在教法的层面体现其特点。

（4）戒毒人员运动康复条件

戒毒人员运动康复模式的运用必须具备与之相适应的训练条件（民警水平、戒毒人员运动康复基础条件、训练设施等）。如果相适应的训练条件不能满足的话，训练模式就难以有效地发挥作用。在这里值得指出的是，戒毒人员运动康复模式与戒毒人员运动康复方法有一个共同点，就是两者的选用都要依据一定运动康复目标和一定的条件，没有万能的训练方法，也没有万能的训练模式。

当前，我国戒毒人员运动康复模式有以下几种：体育技能训练模式，其中又包括程序训练模式和发现式训练模式；体能训练模式，其中又包括训练模式和处方模式；快乐戒毒人员运动康复模式，其中又包括情境训练模式和成功戒毒人员运动康复模式；小群体合作运动康复模式等。

（三）关于戒毒人员运动康复组织

戒毒人员运动康复组织是在戒毒人员运动康复过程中，为提高训练效果而采取的一系列组织方法的总称。

由于运动康复训练的组织与实施主要是在操场上进行，戒毒人员活动范围大、人际交往频繁、场地器材复杂、外界环境多变，因此，戒毒人员运动康复组织是一项比较复杂和细致的工作。合理的训练组织，可以保证训练严密紧凑，有条不紊，最大限度利用每一分钟时间，使训练更加结合戒毒人员实际，因材施教，调动戒毒人员运动康复的主动性和自觉性，培养戒毒人员组织纪律观念，养成遵守纪律习惯。合理安排场地器材，有利于提高器材的使用效率，同时可以防止伤害事故，保证戒毒人员运动康复任务的完成，达到预期的训练效果。戒毒人员运动康复组织是体育民警训练基本功的重要内容，它是体育民警训练经验、训练技巧和训练智慧的综合体现，是衡量体育民警训练水平高低的重要方面。科学、合理、有效地选择适宜的组织形式的基本要求如下。

1. 运动康复组织特点

（1）灵活性

戒毒人员运动康复组织没有固定的模式，须根据训练内容、训练任务与要求、戒毒人员人数、性别等情况灵活地运用各种训练组织形式。

（2）合理性

戒毒人员运动康复的显著特点是戒毒人员只有经过反复的身体练习，才能掌握运动技能，提高健康水平。为增加戒毒人员的练习时间和次数，民警必须了解场地器材的实际情况，根据器材的多少选择最佳的训练组织形式，提高器材的利用率。场地布置要合理，器材的摆放位置、距离要在不相互影响练习的前提下尽量靠近，以减少队伍的调动。

（3）针对性

戒毒人员运动康复中教材不同，对场地器材要求也不同；学段不同，年龄、生理特点不同，对组织工作的要求也不同。因此，在选择训练组织形式时应针对不同学段、不同性别、不同年龄区别对待。

（4）严密性

戒毒人员运动康复一般采用的是班集体授课制度。由于目前我国大部分训练班级戒毒人员人数偏多，所以训练组织必须严密、有序、有条不紊。尤其是在进行比较复杂的身体练习时，严密的训练组织是防止发生伤害事故发生的保证。其实，自从有了班集体授课制，就有了组织问题。组织得好，可以使训练顺利进行，同时提高戒毒人员的组织纪律观念和集体主义精神。

2. 运动康复分组方式

在训练组织方面，分组是比较核心的问题。合理的分组不仅可以提高训练效率，还可以避免大班上课缺少个性教育与合作运动不足的问题。其分类主要是同质分组与异质分组两种。具体分组方式包括以下几种。

（1）男女合班（单班）分组

男女合班分组训练是指将两个自然训练班的男女分别合并成一个男生班和一个女生班，分别由两位民警组织训练。男女单班分组训练是指将一个自然训练班分为男生组和女生组，由两位民警分别进行训练的形式。

男女分开上课，区别了训练对象，降低了民警授课的难度，给训练内容的改革提供了新的可能。针对男女戒毒人员的差异状况进行分别训练，能更大程度地调动男女戒毒人员运动康复的积极性，促进男女戒毒人员自我个性发展。

（2）健康与体能分组

根据戒毒人员健康与体能情况进行分组，是区别对待戒毒人员的一种较好且易组织的形式。在一个班级中，戒毒人员的身体状况可分为优、良、中三个等级，通过综合评定法，可以将一个班戒毒人员按健康和体能状况分为甲、乙、丙三个组别。甲组为高层次水平组，乙组为中间层次水平组，丙组为低层次水平组。乙组按通常的训练进度、训练内容和步骤进行教学；甲组则加大运动康复的难度，加快运动康复的进度，增加训练内容，在技术细节上可以提高要求；丙组则可适当放慢训练进度，减少训练内容，降低运动康复的难度，在技术细节上不必抓得过多过死，而多增加些基本身体素质练习和基本技术练习。健康与体能分组训练针对性强，不受课程类型、教材的限制，但对健康和体能的分组标准要处理得当。

（3）技术分组

技术分组是根据戒毒人员技术水平进行的分组。技术分组又可分为临时分组、固定分组和晋升分组等。临时分组是由戒毒人员技术动作的好坏来评定，而固定分组又需在临时分组的基础上进行，这种相对固定的分组在一定条件下还可以再进行晋升分组。技术分组具有灵活性、针对性、实效性。技术分组可以在性别分组的基础上进行。

（4）目标分组

目标分组是在自然分组、性别分组、健康与体能分组、技术分组的基础上进行的，它是根据训练目标进行的分组。这种分组有利于调动戒毒人员的积极性，使戒毒人员为了各自的目标进行运动康复与锻炼，适用于复习课、身体素质训练课等。

（5）兴趣分组

兴趣分组是根据戒毒人员不同的兴趣与爱好进行分组，其特点是有利于培养戒毒人员个性、发挥特长。这种分组形式一般也可以在复习课和综合课中采用。在复习课中，戒毒人员可根据民警安排的复习内容，根据自己兴趣，结合成组。对于一些有运动技能特长的戒毒人员，民警可鼓励他们结合个人的兴趣进行强化训练，使之"更上一层楼"。对于尚有薄弱项目的戒毒人员，民警则应引导、激励他们，结合成组，使之增强信心、消除畏难情绪，"练在薄弱处"，从而达到共同进步的训练要求。在综合课中，戒毒人员可根据课程安排，选择自己比较感兴趣的项目进行活动。

（6）性格分组

性格分组是指体育民警按照戒毒人员的个人心理倾向组合成活动小组。从人的性格来看，主要有外向型和内向型两种。外向型的戒毒人员活泼开朗，反应迅速，他们往往身体素质好，运动能力强，但不稳定、马虎；内向型的戒毒人员可能相对性情孤僻，反应较慢，身体素质和运动能力不如前者，但认真、沉着。这些鲜明特点，是体育民警确定运动负荷、强度及要求等的主要依据。这种分组固定性强，有局限性，适用于新授课和复习课。

（7）友伴分组

友伴分组是一种小团体的分组训练形式，只有当戒毒人员之间关系协调、目标一致时，才能形成一个小集体。这种分组形式能充分调动戒毒人员的积极性，体现戒毒人员间良好的人际关系，有利于培养戒毒人员自觉锻炼的习惯，使戒毒人员发挥内在的潜力。友伴分组适用于韵律体操、游戏、田径、球类等训练课。

第三节　戒毒人员运动康复方案要素

一、运动康复方式

体育运动方式是戒毒人员采用的具体健身手段和健身方法。根据不同运动康复方式的运动特征，可以将运动康复项目归纳为有氧运动、力量练习、球类运动、中国传统运动、牵拉练习五大类。

（一）有氧运动

有氧运动是指戒毒人员在氧气供应充足条件下，全身主要肌肉群参与的节律性周期运动。进行有氧运动时，全身主要肌肉群参与工作，可以全面提高戒毒人员身体机能，是目前国内外最受欢迎的运动康复方式。有氧运动分为中等强度运动和高强度运动。中等强度运动主要包括健身走、慢跑（6千米~8千米/小时）、有氧操舞、骑自行车（12千米~16千米/小时）、登山、爬楼梯、游泳等；高强度运动主要包括跑步（8千米/小时以上）、骑自行车（16千米/小时以上）等。

人们在进行运动康复时，应将有氧运动作为基本的运动康复方式，以提高心肺功能、减轻体重、调节血压、降低血脂为主要目的的戒毒人员，可首选有氧运动方式。

（二）力量练习

力量练习是指戒毒人员克服阻力，提高肌肉力量的运动方式。力量练习包括非器械力量练习和器械力量练习。非器械力量练习是指克服自身阻力的力量练习，包括俯卧撑、原地纵跳、仰卧起坐等；器械力量练习是指戒毒人员在各种力量练习器械上进行的力量练习。

力量练习可以提高肌肉力量、增加肌肉体积、发展肌肉耐力，促进骨骼发育和骨健康。戒毒人员进行力量练习还可以提高平衡能力，防止由于身体跌倒导致的各种意外伤害。

（三）球类运动

球类运动包括直接身体接触的球类运动和非直接身体接触的球类运动。前者包括篮球、足球、排球等；后者包括乒乓球、羽毛球、网球、门球、柔力球等。

球类运动趣味性强，可通过比赛和对抗提高参与者的运动兴趣。球类运动都具有一定的专项技术要求，需要良好的身体素质作为基础。经常参加球类运动可以提高机体的心肺功能、肌肉力量和反应能力，调节心理状态。

（四）中国传统运动

中国传统运动方式包括武术、健身气功等，具体活动形式包括太极拳、五禽戏、八段锦、易筋经、六字诀等。中国传统运动方式动作平缓，柔中带刚，强调意念与身体活动相结合，具有独特的健身养生效果，可以提高戒毒人员的心肺功能、平衡能力，改善神经系统功能，调节心理状态，且该运动方式安全性高。以提高身体平衡能力、柔韧性、协调性和改善心肺功能、调节心理状态为主要目的的戒毒人员，更应多选择中国传统运动方式进行运动康复。

（五）牵拉练习

牵拉练习包括静力性牵拉练习和动力性牵拉练习。各种牵拉练习可以增加关节的活动幅度，提高运动技能水平，减少运动损伤。静力性牵拉包括正压腿、侧压腿、压肩等；动力性牵拉包括正踢腿、侧踢腿、甩腰等。初期参加运动康复的戒毒人员，应以静力性牵拉练习为主，随着柔韧性的提高，逐渐增加动力性牵拉练习内容。

二、根据目的选择运动康复方式

（一）以增强体质、强壮身体为主要目的

选择自己喜欢并可以长期坚持的运动康复方式，如有氧运动、球类运动和中国传统运动方式等。

（二）以提高心肺功能为主要目的

应选择有氧运动、球类运动等全身肌肉参与的运动康复方式。

（三）以减控体重为主要目的

应选择长时间的有氧运动。长时间、中等强度的运动康复可以增加体内脂肪消耗，减少脂肪含量。长时间快步走、慢跑、有氧操舞、骑自行车等是减控体重的理想运动方式。

（四）以调节心理状态为主要目的

应选择各种娱乐性球类运动和太极拳、气功等中国传统运动方式，以缓解心理压力，改善睡眠。

（五）以增加肌肉力量为主要目的

可根据自身需求和条件，选择器械力量练习和非器械力量练习方式。力量练习的效果与力量负荷和重复次数有关，一般高负荷、少重复次数的力量练习主要发展肌肉力量；低负荷、多重复次数的力量练习主要发展肌肉耐力。

（六）以提高柔韧性为主要目的

可选择各种牵拉练习，特别是在准备活动和放松活动阶段进行牵拉练习，既可以节省体育锻炼时间，又可以取得较好的健身效果。各种有氧健身操、健美操、太极拳、健身气功、瑜伽等运动都可以提高柔韧性。

（七）以提高平衡能力为主要目的

可选择各种专门的平衡训练方法，包括坐位平衡能力练习、站位平衡能力练习和运动平衡能力练习。太极拳（剑）、乒乓球、羽毛球、网球、柔力球等运动也可以提高戒毒人员的平衡能力。

（八）以提高反应能力为主要目的

可选择各种球类运动，乒乓球、羽毛球、篮球、足球、网球等均可提高戒毒人员的反应能力。

三、运动康复时间

（一）保障有效运动康复时间

运动时间过短，提高身体机能效果甚微；而运动时间过长，则容易造成疲劳累积，也不会进一步增加健身效果。对于经常参加体育锻炼的人，每天有效运动康复时间为30～90分钟。在参加运动康复的初期，运动时间可稍短；经过一段时间运动康复，身体对运动适应后，可以适当延长运动时间。每天运动康复可集中一次进行，也可分开多次进行，但每次运动康复时间应持续10分钟以上。

（二）形成运动康复习惯

有运动康复习惯的人每周应运动3～7天，每天应进行30～60分钟的中等强度运动或20～25分钟的高强度运动。为了取得理想的运动康复效果，每周应进行150分钟以上的中等强度运动或75分钟以上的高强度运动；如果有良好的运动习惯，且运动能力测试综合评价为良好以上的人，每周进行300分钟中等强度运动或150分钟高强度运动，健身效果更佳。

第四节　戒毒人员运动康复方案设计

一、生理脱毒期

（一）训练目标

以恢复生理机能、促进生理脱毒为目标，组织戒毒人员开展体能消耗较少、运动强度较低的恢复性康复训练，逐步恢复身体机能。

（二）训练项目

①有氧训练，如慢跑、快走、椭圆机等；
②平衡协调能力训练，如平衡直线走、转体走、双臂绕环走等；
③柔韧性训练，如拉伸练习、简易瑜伽等；
④传统养生运动，如太极拳、八段锦等；
⑤其他项目，如手指操等。

（三）训练强度

低强度，30%～55%最大心率（最大心率＝220－实际年龄）或6～12主观疲劳感觉。

（四）训练时间

每次训练20～30分钟。

（五）训练频率

每周训练5～7次。

二、教育适应期

（一）训练目标

以掌握训练理论、适应场所环境为目标，组织戒毒人员开展适应性康复训练活动，帮助戒毒人员恢复体能，掌握运动技能和理论知识，调整身心状态。

（二）训练项目

①有氧训练，如慢跑、健步走、动感单车等；

②力量训练，包括器械训练和俯卧撑、仰卧卷腹、开合跳、平板支撑等徒手训练；

③柔韧性训练，如拉伸练习、瑜伽、健身操等；

④灵敏度训练，如反口令动作、听信号等变速变向练习；

⑤平衡协调能力训练，如闭目原地踏步走、平衡直线走、转体走、双臂绕环走、十字变向障碍跑等；

⑥传统养生运动，如太极拳、五禽戏、易筋经、八段锦等；

⑦其他运动，如广播体操等。

（三）训练强度

中等强度（50%～70%最大心率或 12～14 主观疲劳感觉）；低强度（30%～55%最大心率或 6～12 主观疲劳感觉），器械训练以掌握器材使用方法为主，对强度不做硬性要求。

（四）训练时间

每次训练 40～50 分钟。

（五）训练频率

每周训练 3～5 次。

（六）其他事项

开展运动康复训练宣传教育，引导戒毒人员树立对运动康复训练的正确认识，纠正消极应付思想，激发参与运动康复训练的积极性和主动性。开展运动康复训练理论教育，教学时间不低于 10 课时，教学内容包括运动康复训练基本原理和技术方法、体质测试理论与方法、运动损伤的预防和处理、戒毒康复自我评价等。

三、康复巩固期

（一）训练目标

以增强身体素质、培养运动习惯为目标，帮助戒毒人员增强体质、树立合作精神、磨炼意志品质、改善情绪状态、提高拒毒能力、实现身心康复。

（二）训练项目

①有氧训练，如跑步、跳绳、动感单车、球类运动等；

②力量训练，包括器械训练和俯卧撑、仰卧卷腹、开合跳、平板支撑等徒手训练；

③柔韧性训练，如拉伸练习、瑜伽、健身操等；

④灵敏度训练，如反口令动作、象限跳、听信号等变速变向练习；

⑤平衡协调能力训练，如高抬腿走、闭目原地踏步走、平衡直线走、转体走、曲线

运球、双臂绕环走、十字变向障碍跑等；

⑥传统养生运动，如太极拳、五禽戏、易筋经、八段锦等；

⑦形体训练：根据戒毒人员身体质量指数（BMI）或体脂率，确定戒毒人员体重情况，制订专门的训练计划；

⑧其他运动，如广播体操等。

（三）训练强度

中等强度（50％～70％最大心率或 12～14 主观疲劳感觉）；中高强度（60％～85％最大心率或 12～16 主观疲劳感觉）；力量训练，每一组肌群练习 2～4 组，每组重复 8～12 次，组间休息 2～3 分钟。

（四）训练时间

每次训练 45～60 分钟，至少有 30 分钟保持在中等强度或中高强度。

（五）训练频率

每周训练 4～5 次，坚持每周按照运动处方进行周期性力量训练和有氧训练。

（六）其他事项

康复巩固期的运动康复训练分为身体素质基础训练（中等强度）和身体素质提升训练（中高强度），戒毒人员应先参加身体素质基础训练，在强制隔离戒毒一年期满参加体质测试并达标后，由本人提出申请，康复训练师根据其体质测试成绩及身体状况，结合本人兴趣，开展身体素质提升部分的训练内容。康复训练师应组织戒毒人员开展训练设备的使用方法、运动损伤的预防及处理、康复效果的自我评价、运动量的自我控制等理论教学，理论教学时间不低于 7 课时。运动康复训练中心每年应组织开展 1～2 次运动康复训练成果展示赛或趣味运动会等。

四、回归指导期

（一）训练目标

以巩固训练成果、增强社会适应能力为目标，培养戒毒人员良好的运动康复训练习惯，增强团队协作意识，为回归社会打下良好的基础。

（二）训练项目

同康复巩固期运动康复训练项目。

（三）训练强度

中等强度（50％～70％最大心率或 12～14 主观疲劳感觉）；中高强度（60％～85％

最大心率或 12~16 主观疲劳感觉)。

（四）训练时间

每次训练 30~60 分钟。

（五）训练频率

每周训练 3~5 次，坚持每周按照运动处方进行周期性训练。

（六）其他事项

运动康复训练中心应组织戒毒人员开展期满前体质测试，并结合测评结果，制订运动康复训练方案，并对戒毒人员历次体质测试数据进行梳理、对比、分析，出具戒毒人员运动康复训练报告，提出其回归社会后的运动康复训练建议，还可以组织戒毒人员开展个人挑战类、团队协作类拓展训练活动。有条件的戒毒所可以根据戒毒人员需求，并结合其之后的职业生涯规划，开展社会体育指导员或国家职业资格健身教练的培训。

第二部分　实践篇

第六章　篮球运动

第一节　篮球运动概述

篮球运动是由美国人詹姆斯·奈史密斯于 1891 年在美国马萨诸塞州斯普林菲尔德基督教青年会国际训练学校发明的。当时，在寒冷的冬季，学生缺乏室内竞赛类体育活动项目。他从工人和儿童用球投向桃筐的游戏中得到启发，以足球和桃筐作为道具，发明了篮球游戏。初期的篮球游戏比较简单，近似美式足球，无明确比赛规则，场地大小不等，人数也没有限定，仅在室内场地两端各放一个桃筐，比赛时把参加者分成人数相等的两队进行比赛。这就是篮球运动的雏形。

一、运动价值

篮球运动是一种全民健身活动，具有娱乐性和增强体质的作用。从事篮球运动，能够提高参与者各感受器官的功能，提高神经中枢的灵活性，改善内脏器官的功能，促进参与者力量、速度、耐力和灵敏度等身体素质的全面提高。它能全面、有效、综合地促进身体素质和人体机能的发展，提高和保持人的生命活力，为人的一切活动打下坚实的身体（物质）基础，从而提高人的生活质量。

二、基本技术

（一）移动技术

移动是队员在比赛中为了改变位置、方向、速度和争取高度所采用的各种脚步动作。队员在球场上需要保持一个既稳定又便于移动的站立姿势，以利于迅速去完成各种攻守技术。移动技术包括基本站立姿势、起动、跑、急停、转身、滑步。

1. 基本站立姿势
双膝微弯，两脚站开同两肩宽，双手张开，抬头注视对手。

2. 起动

向前起动是用后脚的前脚掌短促有力地蹬地，重心前移，上体前倾，迅速向前迈步，起动后的前两三步要短促而迅速。向侧起动是用异侧脚的前脚掌用力蹬地，同时上体迅速向起动方向侧转并前倾，重心跟随移动，迅速向跑动方向迈步，步法同向前起动。

3. 跑

跑分为变向跑、侧身跑、变速跑、后退跑。

①变向跑：以右向左变向跑为例，队员跑动中最后一步用右脚前脚掌制动。同时脚内侧蹬地、屈膝、脚尖稍向内扣，腰部随之左转、重心左移，上体稍前倾，同时左脚向左前方跨出一小步，右脚再迅速向左腿的侧前方跨出一大步。

②侧身跑：脚尖和膝盖对着跑动方向，头和腰部向球的方向扭转，侧肩，上体和两臂放松，随时观察场上情况。

③变速跑：由慢变快时，上体前倾，用前脚掌短促有力地向后蹬地，同时迅速摆臂，前两三步要小，加快跑的频率。由快变慢时，上体抬起，步幅加大，用前脚掌抵地，减缓冲力，从而降低跑速。

④后退跑：后退跑时，用两脚的前脚掌交替蹬地向后跑动，同时上体放松挺直，两臂屈肘配合摆动，保持身体平衡，两眼平视，观察场上情况。

4. 急停

急停分为跨步急停、跳步急停。

①跨步急停：急停时的第一步跨出稍大，脚跟先着地滚动到前脚掌撑地，脚尖由向前方转为向侧前方，同时重心下降，并先落在后脚上，身体稍向后坐，以减缓向前的冲力。第二步着地时，前脚掌内侧用力蹬地，脚尖稍向内转，两膝弯曲并内收，上体稍前倾，重心落在两脚之间。两臂屈肘张开，帮助控制身体平衡。

②跳步急停：队员在跑动时用单脚起跳，两脚同时落地（略比肩宽），前脚掌用力蹬地，两膝迅速弯曲，重心下降。两臂屈肘张开，保持身体平衡。

5. 转身

两膝弯曲，收腹，含胸，上体稍向前倾，转身时重心移向中枢脚，中枢脚以前脚掌为轴用力碾地，另一脚前脚掌内侧蹬地，同时以肩带动腰向前或向后转动身体。在转动过程中，身体重心要在同一个水平面上，不能上下起伏。

6. 滑步

滑步分为侧滑步、前滑步、后滑步。

①侧滑步：两脚平行站立，向左侧滑步时，左脚向左（移动方向）迈出的同时，右脚蹬地滑动，跟随左脚移动，并保持屈膝降低重心的姿势，上体微向前倾，两臂（根据进攻者的情况）张开，抬头注视对手。注意身体不要上下起伏，两脚不要交叉，重心要保持在两脚之间。

②前滑步：双脚前后站立，向前滑步时，后脚前脚掌内侧蹬地，前脚向前跨步，着地后，后脚紧随着向前滑动，保持前后开立姿势。注意屈膝降低重心。

③后滑步：与前滑步相同，只是向侧后方向移动。

（二）传接球

传接球是指篮球比赛中队员之间有目的的转移球，传接球技术是篮球运动的重要技术之一，也是篮球比赛中运用最多的一项基本技术。它是队员在场上相互联系和组织进攻的纽带，也是实现战术配合的具体手段。传接球技术的好坏，直接影响战术质量和比赛的胜负。准确巧妙的传球，能够打乱对方的防御部署，创造更多、更好的投篮机会。

1. 传球技术分类

双手传球：胸前传球、头上传球、低位传球、击地传球。

单手传球：头上传球、颈后传球、肩上传球、胸前传球、背后传球、体侧传球、低位传球、击地传球。

2. 接球技术分类

双手接球：高位接球、中位接球、低位接球。

单手接球：高位接球、中位接球、低位接球。

3. 传接球技术持球方法

双手持球：两手手指自然分开，拇指相对呈"八"字形，用指根以上部位持球的两侧后下方，掌心空出，两臂屈肘，自然下垂，置于胸腹之间。

单手持球：手指自然分开，用手掌外沿和指根以上部位托球，掌心空出。

4. 传球技术动作方法

（1）双手胸前传球

篮球比赛中最基本最常用的一种传球方法，具有传球快速有力、准确性高、容易控制、便于与其他动作相结合的优点。

动作方法：双手持球于胸腹之间，两肘自然弯曲于体侧，身体保持基本站立姿势，眼平视传球目标。传球时后脚蹬地发力，身体重心前移，两臂前伸，两手腕随之内旋，拇指用力下压，食指和中指用力拨球并将球传出。球出手后，两手略向外翻。

动作要点：持球动作准确，用力协调连贯，食指、中指拨球。

（2）单手肩上传球

单手肩上传球常用于中远距离传球，传球时用力大，球飞行速度快。

动作方法：双手持球于胸前，两脚平行开立，右手传球时，左脚向传球方向跨出半步，右手靠左手拨送的力量将球引至右肩上方，右肩关节伸展，大、小臂自然弯曲，手腕稍后屈，持球的后下方，左肩对着传球方向，重心落右脚上。传球时，右脚蹬地发力同时转体带动上臂，手腕前屈，食指、中指、无名指用力拨球将球传出。

动作要点：自下而上发力，蹬地、扭转肩、挥臂、扣腕动作连贯。

（3）单手体侧传球

一种近距离隐蔽传球的方法，常用于外围队员传球给内线同伴。

动作方法：两脚开立，双手持球于胸前，右手传球时，左脚向左前方跨步的同时将球引至身体右侧成单手持球，出球前持球手的拇指在上，手心向前，手腕后屈。传球时，前臂向前做弧线摆动，手腕前屈，食指、中指、无名指拨球将球传出。

动作要点：跨步与体侧迎球同时进行，前臂摆动速度快，传球手腕有力。

5. 接球技术动作方法

（1）双手接中部位球

动作方法：两眼直视来球方向，两臂伸出迎球，双手手指自然分开，两拇指呈"八"字形，其他手指向前上方伸出，两手形成一个半圆形，当手指触球时，双手将球握住，两臂顺势屈肘缓冲来球力量，两手持球于胸腹之间，保持基本站立姿势。

动作要点：伸臂迎球，在手接触球时手臂屈肘缓冲。

（2）双手接高部位球

与接中部位球相同，但要求两臂必须向前上方伸出迎球。

（3）双手接低部位反弹球

动作方法：接球时要及时跨步，上体前倾，眼睛注视来球方向，两臂向前下方伸出，掌心斜对来球的反弹方向，五指放松自然张开，手指触球后，两手握球顺势将球引至胸腹之间，保持基本站立姿势。

动作要点：及时跨步迎球，手臂下伸要快。

（4）单手接球

动作方法：原地单手接球时，接球手向来球方向伸出，五指自然分开，掌心正对来球，手腕手指放松，当手指触球时，顺球的来势迅速收臂，将球置于身体前方或两侧，另一手迅速扶球，保持身体平衡，做好下一进攻动作的准备姿势。在移动中接球时要判断来球的时间和落点，及时向来球方向跨步移动，接球后迅速降重心。

动作要点：手指分开伸臂迎球，触球后引球要快，另一手及时扶球。

（三）投篮

投篮是篮球运动中的一项关键技术，是一种得分手段。队员多在移动中接球，利用假动作、时间差，或改变方向，或紧贴对手投篮。投篮应与突破、传球等技术相结合，投篮方式多、变化多、出手点高。

1. 原地双手胸前投篮

双手持球于胸前，肘关节自然下垂，上体稍前倾，两腿微屈。投篮时，两脚蹬地，腰腹伸展，两臂向前方伸出，手腕同时外翻，最后用拇指、食指和中指将球投出。

2. 原地单手肩上投篮

以右手投篮为例，右手五指自然分开，向后屈腕、屈肘，持球于肩上；左手扶球，右脚在前，左脚在后，重心放在两腿之间，上体稍前倾，两腿微屈。投篮时，两脚用力蹬地，腰腹伸展，从下向上发力，同时提肘且手臂向前上方充分伸展，最后通过食指、中指指端将球投出。球出手后，手腕前屈，手指向下。

3. 行进间单手高手投篮

以右手投篮为例，接球和运球上篮时，在右脚跨出一大步的同时，双手持球，左脚紧接着跨出一小步，用力蹬地起跳。当身体接近最高点时，右手手指向后，掌心向上，托球的下部向球篮方向伸臂，食指、中指以柔和力量拨球，将球从指端投出。

4. 行进间单手低手投篮

以右手投篮为例，接球和运球上篮时，在右脚跨出一大步的同时，双手持球，左脚紧接着跨出一小步，用力蹬地起跳。当身体接近最高点时，右手手指向前，掌心向上，托球的下部向上伸展。当接近篮筐时，食指、中指、无名指以柔和力量向上拨球，将球从指端投出。

5. 原地跳起单手肩上投篮

以右手投篮为例，投篮时屈膝降低重心，两脚掌用力蹬地向上起跳。同时双手举球至肩上，右手托球，左手扶球的左侧方。当身体接近最高点时，左手离球，右臂向前上方伸展，手腕用力前屈，通过食指、中指力量将球投出。球出手后，指、腕自然前屈。落地时，屈膝缓冲。

6. 急停跳起投篮

接球急停跳起投篮：移动中跳起腾空接球后，两脚同时或先后落地，脚尖正对篮筐，两膝弯曲，迅速跳起投篮，投篮出手动作同原地跳起单手肩上投篮。

运球急停跳起投篮：运球过程中及时降低重心，用跨步急停或跳步急停，持球屈膝跳起投篮，投篮出手动作同原地跳起单手肩上投篮。

7. 扣篮

扣篮是随着篮球运动员身体素质的不断提高、空中争夺日趋激烈而产生的一种高难度、强对抗的投篮技术。

（1）急停双手正扣

篮下接球或抄球，同时用跳步或两步急停，两手将球持于胸前，膝部稍屈，重心在两脚之间，然后迅速用力蹬地尽量向上跳并猛力展体，同时持球上举高出球篮，迅速扣压手腕，把球自上而下扣入篮筐。

（2）急停双手反扣

在篮下急停，呈背向球篮，持球于胸前，重心适当下降，两膝稍屈并迅速垂直上跳。上体略向球篮后仰，眼看篮筐，同时举球过篮筐，手心朝向球篮，用力扣压手腕使球入篮。

（3）急停单手正扣

以右手扣篮为例，左侧篮下急停持球，两膝稍屈，重心降低，迅速向前上方跳起，由双手持球换右手持球，左臂外展护球，尽量伸展身体，右手持球上举超出篮筐，迅速扣压手腕使球入篮。

（4）急停单手反扣

以右手扣篮为例，篮下持球背向球篮急停，重心落于两脚之间，由双手换为右手持球，稍屈膝并迅速垂直上跳，上体向球篮后展，仰视球篮，举球超出篮筐后，手心朝向篮筐并迅速扣压手腕，使球入篮。

（5）行进间单手正扣

以右手扣篮为例，右脚向前跨出一大步，同时接球或抄球于胸前，然后左脚向前跨一小步，脚跟先着地，上体稍向后倾，然后迅速过渡到用前脚掌着地并蹬地用力起跳，右腿屈膝上提，左脚蹬离地面，同时持球手臂配合上摆，右手控球于球上部，当球超出篮筐时迅速扣压手腕使球入篮。

（6）行进间单手反扣

以从球篮右侧切入到左侧为例，右脚向前跨时持球，接着迅速上左脚起跳，第一步要大，第二步要制动，控制前冲力，起跳后，向球篮方向转头，仰视球篮，上体挺胸后展呈反弓状，同时将球举过篮筐，及时压腕扣球入篮。

（7）行进间单手抡扣

步法与行进间单手正扣略同，但左脚稍内扣。在左脚蹬离地面的一刹那，以左肩为轴向右转体，侧向球篮，右手持球由胸前经体侧向右肩侧上方划弧直臂举起，左臂屈肘护球，当腾空接近最高点时，抡甩右臂向篮筐扣压，使球入篮，手触篮筐后应立即松开并注意控制身体平衡。行进间扣篮后还应防止身体前摆失控，若冲力过大或篮下有人，可抓筐待身体回摆时再松手下落。落地时，应屈膝缓冲，并架肘护体。

（四）运球

持球队员在原地或移动中用单手连续按拍或双手交替按拍从地面反弹起来的球叫作运球。运球是篮球比赛中个人控制球、支配球、突破防守的重要手段，是组织全队进攻配合的桥梁。

1. 高运球

抬头，目视前方，上体稍前倾，以肘关节为轴，手按拍球的后上方，球的落点在身体的侧前方，球的反弹高度在胸腰之间。

2. 低运球

抬头，目视前方，两膝深屈，身体半蹲，重心下降，上体前倾，球的落点在身体侧面，球的反弹高度在膝部以下。

3. 急停急起运球

快速运球中运用两步急停，同时按拍球的前上方，用臂、身体和腿保护球，目视前方。急起时，后脚（异侧脚）用力蹬地，上体迅速前倾，手按拍球的后上方，快速起动，加速超越对手。

（五）持球突破

持球突破是持球队员将合理的脚步动作与运球技术相结合，快速超越防守队员的一项攻击性很强的进攻技术。及时地把握突破时机，合理地运用突破技术，直接切入篮下得分是篮球最主要的得分手段。持球突破还可打乱对方的防御部署，为同伴创造更多更好的投篮机会。突破若能巧妙地与投篮、传球等结合运用，使突破技术灵活多变，就能更好地发挥突破技术的攻击性。

1. 持球突破技术分析

持球突破技术是由蹬跨、转体探肩、推按球和加速几个环节组成。

（1）蹬跨

队员在突破前，两脚左右开立，略宽于肩，屈膝降低身体重心，重心落在两脚之间，两脚踵稍提起。双手持球于胸腹之间，注意保护球。突破时，用虚晃或瞄篮等假动作吸引对手，移动脚前脚掌内侧蹬地的同时，中枢脚用力碾地，上体前倾并转体，重心前移，以带动移动脚迅速向突破方向跨出。跨出的第一步要稍大，以缩小后蹬腿与地面所成的角度，增加后蹬力量，争取第一步就接近其至超越对手。第一步落地后，膝关节要保持弯曲，脚尖指向突破方向，以便第二步的蹬地加速。

（2）转体探肩

在蹬地跨步、上体前移的同时，要转体探肩，使身体重心继续前移，加快突破速度，同时占据空间有利位置和保护球。

（3）推按球

在蹬跨、转体探肩的同时，将球由体前推引至远离防守队员一侧，并在中枢脚离地前推按球离手，球落于移动脚前外侧，用远离对手一侧的手运球，使球反弹高度在腰膝之间。

（4）加速

在完成上述动作后，已获得起动的初速度，这时中枢脚要积极、有力地蹬地，加速超越对手。

以上几个环节几乎是在同一时间完成，它们之间紧密衔接，相互影响，只有熟练地掌握这几个环节，动作连贯，一气呵成，才能达到突破的目的。

2. 持球突破动作分析

（1）原地持球交叉步突破

这种突破方法的优点是跨步后与防守队员接触面较小，能更好地利用跨步抢位保护球。以右脚作中枢脚从防守队员左侧突破为例，突破时，左脚向左侧前方迈出一小步，把防守队员引向自己左侧的同时，用左脚前掌内侧迅速蹬地，向右侧前方跨一大步，上体稍右转，左肩向前下压，重心向右前方移动，将球推引至右侧，用右手推按球于左脚右侧前方，接着右脚蹬地加速超越对手。动作关键是积极蹬地，起动突然；转体探肩应与跨步相连；推按球离手必须在中枢脚离地之前；跨步脚尖指向突破方向，整个动作协调连贯。

（2）原地持球同侧步突破

这种方法也称顺步突破，其优点是突破时启动突然，初速度快，但球暴露较多，容易被对手打掉。以左脚作中枢脚从防守队员左侧突破为例，突破时，上体积极前倾的同时，右脚迅速向右前方跨一大步，同时上体右转，左肩积极下压，左脚内侧用力蹬地，在左脚离地前，用右手推按球于右脚外侧前方，然后左脚迅速跨步抢位，加速运球超越对手。动作关键是起动要突然，跨步、运球要快速连贯，中枢脚离地前球要离手。

（3）转身突破

后转身突破：以左脚作中枢脚为例，背向球篮站立，两脚平行或前后开立，两膝弯曲，重心降低，双手持球于腹前。突破时，以左脚为轴后转身，右脚向右侧后方跨步，脚尖指向侧后方，上体后转并压右肩。右手向右脚前方推按球，左脚内侧迅速蹬地，向球篮方向跨出，换左手运球突破防守。

前转身突破：以左脚做中枢脚为例，突破前的准备动作与后转身突破相同。突破时，重心移至左脚，右脚前掌内侧蹬地，以左脚为轴碾地，右脚随着前转身向球篮跨步，上体左转并压左肩。右手向右脚侧前方推按球，离手后左脚蹬地向前跨出，突破对手。

（4）行进间突破

行进间突破是指在同伴传球的配合下，利用突然移动中的接球急停，抢占或主动制造有利位置，然后结合运用持球突破进行攻击的一种方法，其优点是突然性和攻击性都较原地持球突破强。动作方法是在快速移动中，看到同伴传来的球，应迅速向来球方向伸臂迎球，同时用一脚（侧向移动时用异侧脚）蹬地，两脚稍离地腾起，向侧方或前方跃出接球，制造与防守队员的位置差，两脚先后或同时落地。落地后，屈膝降重心，保持身体平衡并注意保护好球。根据防守队员的位置和情况，迅速选择交叉步或同侧步突破。动作关键是摆脱移动、伸臂迎球和跨跳的衔接要协调连贯；接球急停要停稳；突破起动要快速、突然；注意保护球。

3. 持球突破技术运用

应根据对手在防守距离、位置、步法、身体重心控制等方面出现的漏洞，抓住时机进行突破。运用持球突破要与投篮、传球、假动作等技术结合，善于调动对手，制造和利用突破时机。突破前要观察了解双方队员在场上的位置，正确选择突破方向。既要考虑个人攻击，也要注意配合。遇到意外阻挠，应及时变换动作。根据本队进攻战术的需要或为了扭转场上被动的局面，可有目的地利用持球突破打乱对方防御部署，创造良好的攻击机会。根据对手情况，有意识地攻击薄弱环节，在局部地区形成一对一局面，利用持球突破攻击防守能力较差或犯规较多的对手。

（六）抢篮板球

在现代篮球比赛中，抢篮板球是攻守双方队员空中争夺最激烈的一项技术，也是获得、控制球权的方式。当今时代的篮球比赛中，谁在篮板球的争夺上占优势，谁将更可能赢得比赛。随着篮球运动的不断发展，篮球运动员身体条件的迅速提高，篮板球技术的难度也逐步提高。

不管是进攻篮板还是防守篮板，抢篮板球都是由判断与抢占有利位置、起跳动作、空中抢球动作、获得球后的动作四个部分组成的。

1. 判断与抢占有利位置

（1）判断

一般来说，抢占位置前必须注意投篮者的位置，并根据球在投篮者出手时的位置、角度、速度来判断球的反弹点，便于心理有准备，占位有目的。篮板球的反弹规律是：第一，球的反弹距离与投篮距离成正比，投篮距离远，球反弹也远；第二，球反弹方向随投篮位置、角度的不同而变化，45°角投篮时，球反弹方向多在另一侧45°角地区或反弹回来，在零度角投篮时，球多弹到对面零度角地区或反弹回来，从正面投篮时，球多反弹到限制区两侧或弹回正面。

（2）抢占有利位置

在正确判断篮板球反弹方向、距离的前提下，运用快速的脚步动作抢占有利位置。抢防守篮板球的占位首先应转身挡人，并根据对手移动的方向决定转身的方法，转身后把双手挡在身后并贴靠对手，挡住其移动路线，使其远离篮板。

（3）动作

跨前卡位是指当你最近的一位对手开始移动并准备抢篮板球时，抢先跨站在他的身前，以身体接触卡位，切记卡位时张开双脚、双膝微屈并保持身体平衡。跨前卡位的好处是身体具有较佳的平衡性，而且在球往下落时，可以迅速地迎向球。

转身卡位就是将身体的重心置于脚掌部位，在不移动该点的情况下旋转脚步及身体，可以以任意一脚为轴，尤其在背对篮筐，想要争取较佳的竞争位置时是非常有用的。当球一出手，立刻转身卡位。以右脚为例，当球出手后，以右脚旋转，同时将左脚向后卡位，将对手卡在身后，这个动作一方面可以占有争抢篮板球的优势地位，另一方面又可将对手阻隔在你身后，并能在最短时间内占领最大空间。

2. 起跳动作

调整好自己的位置后，应准备起跳抢球。起跳时双脚应略宽于肩部，双膝微屈，找到自己最适合发力的起跳角度。双臂应张开，扩大自己控制的面积，眼睛注视球，待球到达最高点开始下落时起跳，并尽力跳至最高点去拼抢篮板球。

3. 空中抢球动作

根据防守者的位置及球反弹的方向，可分为双手抢篮板球、单手抢篮板球、点拨球。

（1）双手抢篮板球

当身体在空中充分伸展时，双臂同时伸向球落的方向，当手接触球时迅速收腹，双臂迅速向下收回，双手用力握球并迅速屈臂将球置于胸前，双肘外展保护球，防止被对方掏掉。双手抢篮板球的优点是持球稳，便于接着进行抢球后的动作。

（2）单手抢篮板球

当球反弹后比较高或比较远时，用靠近球一侧的手臂尽力伸向球，当手指触球时，屈指、屈腕、屈肘，用力将球拉至胸前，另一手迅速扶球保护球。此抢球动作的优点是抢球点高，控制范围大，防守比较灵活。

（3）点拨球

当所处位置没把握将球双手或单手抢下时，可用单臂伸向球，抢先一步用手指将球点拨给占位较好的同伴。此技术优点是触球点高，触球速度快。

4. 获得球后的动作

抢到球后，要在空中尽快调整好平衡，及时收腹，两腿要分开屈膝，以保持落地后的重心稳定，并在保护好球的基础上转身，落地时转体 90°~180° 使身体侧向或面向前场，便于及时观察场上情况，做出最有利或者合理的处理。

（七）防守技术

防守技术是篮球技术体系之一，是指运动员为了夺回、控制球权或阻止对手进攻行动而采用的策略技巧与行动方法，它包括防守移动、防守有球队员、防守无球队员等。防守技术运用的目的十分明确，即破坏持球队员进攻的效果，堵截无球队员的进攻路线，干扰对方进攻机会与战机，获得控制球权的主动。防守技术是组成全队防守战术的基础，直接反映出运动员的防守能力和全队的战术风格。防守技术的发展是随着篮球运动的攻守演变而发展，随着进攻技术的提高而改进，随着防守战术的变化而丰富。现代篮球运动防守技术有了很大的变化，体现为防守的目的性明确，防守的对抗性激烈。加强防守可以给予进攻队员威胁和压力，迫使对手违例和失误的次数增多，因而对防守运动员的防守意识、防守能力和防守技战术素养等提出了更高的要求。

防守技术主要包括防守移动、有球队员防守、无球队员防守等几种不同类型的防守方式。

（1）防守移动

防守移动是指运动员在防守中变换位置、方向、速度和争取高度而采用的各种快速、突然的脚步动作，其中包括启动、急停、转身、交叉步、变速、变相跑、滑步、进攻步和后撤步等。防守队员对持球队员的防传球、防投篮、防运球、防突破，对无球队员的防纵切、防横切、防反跑、防溜底、防抢断球和防守篮板球等技术的运用，全部都是建立在快速多变的防守移动基础之上的。防守的基础配合和全队防守战术的配合，尤其是综合多变防守战术的运用，也是以灵活多变的防守移动为基础的。运动员的防守移动能力受其身体素质和防守意识等因素的支配，能否观察判断准确、反应启动及时、脚步移动到位，会直接反映出运动员的防守能力、对抗水平和防守风格。提高运动员防守技术的关键在于提高其控制身体重心平衡的能力，提高髋、膝、踝关节转动的灵活性，以及提高运动员的防守意识。

（2）有球队员防守

有球队员防守是指运动员对持球队员的进攻行为采用干扰、破坏的策略、技巧与方法，包括防传球、防运球、防突破和防投篮等。通过堵截其运球或突破，干扰和破坏其投篮，积极地抢、打、捅、封、断球，以达到控制球权或破坏对手进攻的目的。

对有球队员进行防守主要包括：一是在对手传球时，通过积极阻挠与封锁，不让对手能够轻易传球，迫使对手向无进攻威胁的位置传球，创造抢断球的机会；二是在对手运球时，堵截其运球路线，不让对手轻易进入"腹地"，迫使对手向边线和场角运球，诱使对手进入"陷阱"，创造夹击机会；三是在对手突破时，堵截其突破路线，抢占合理的位置，不让对手轻易地超越自己，迫使对手无法完成习惯性的突破进攻动作，以削弱其攻击力；四是在对手投篮时，干扰和破坏对手的投篮时机和投篮节奏，迫使对手改变平时习惯的投篮动作，不让对手轻易地投篮出手，并抢占合理位置堵截对方冲抢篮板球，为争抢篮板球创造机会。

有球队员防守效果取决于正确的观察与判断，及时了解和掌握对手进攻的技术特点，合理运用快速灵活的防守移动技术，随时抢占有利的防守位置，积极挥动手臂干扰和封锁对手的投篮、传球、运球等因素。

（3）无球队员防守

无球队员防守是指运动员对无球队员的进攻行动与行动路线采用堵截、干扰和破坏的策略、技巧和方法，包括防纵切、防横切、防背插、防溜底和防反跑等。防守无球队员的目的是要随时切断对手与持球队员的联系，控制和制约对手的行动路线，及时判断对手的位置以及与球和篮筐的位置关系，观察和判断对手的行动意图、配合方法和习惯的切入路线与技术方式，合理运用防纵切、防横切、防背插、防溜底和防反跑的防守技术，采用有针对性的防守策略和方法。

对无球队员进行防守主要包括：一是在对手纵切时，堵截对手朝有球区域切入的路线，不让其接球进入禁区，迫使其朝场角移动；二是在对手横切时，破坏对手在有利的攻击区或习惯的攻击位置上接球的时机，不让其轻易获得球权，迫使对手改变其进攻移动的意图；三是在对手背插时，隔断对手与持球队员的联系，阻止对手朝球移动，不让其在禁区周边接球，迫使对手朝外线转移；四是在对手反跑时，封堵对手的移动接球路线，力争抢断和破坏对手的传球；五是在对手溜底时，堵截对手的移动路线，延误对手进行配合的战机，不让对手在篮下禁区接球投篮，迫使对手朝外线转移。

防守无球队员还要及时果断地进行协防配合，应具备随时补防、关门、夹击和换防的集体防守意识与能力。在篮球比赛中，防守无球队员的人数多少、时间长短、防守质量好坏直接影响到全队防守战术的运用效果。

三、基本战术

（一）基本进攻配合

进攻配合是指两三个人之间有目的、有组织地协同作战。它是运动员在场上制造、捕捉不同战机，相互协同、相互配合制造机会以达到进攻的目的。

1. 传切配合

传切配合是指进攻队员间利用传球和切入技术所组成的配合方法，主要包括一传一切和空切两种方式。

2. 突分配合

进攻者持球突破或运球突破对手后，遇到对方补防或“关门”时，及时将球传给空隙地带的同伴。这种在突破中区别情况及时传球给无人防守同伴的配合叫突分配合。突分配合的要点是同伴之间要有良好的配合默契，突破者在突破过程中要注意观察攻守队员的位置变化，既要做好投篮准备，又能在遇到对方补防时巧妙地分球给同伴投篮。

3. 掩护配合

掩护配合是指进攻者以合理的行动，用身体挡住同伴防守者的通路，为同伴摆脱防守，创造接球和投篮机会的一种配合方法。

4. 策应配合

策应配合是进攻队员背对或侧对球篮接球，与同伴空切或绕切相结合，借以摆脱防守，创造各种进攻机会的一种配合方法。在半场范围内，靠底线的限制区两侧做策应称内策应；在罚球线附近和罚球线延长线附近做策应称外策应。

（二）基本防守配合

基本防守配合是指防守队员之间为了破坏对手的进攻配合，或当同伴出现防守困难时及时相互协作和帮助的行动方法。

1. 关门配合

关门配合是两名防守队员靠拢协同防守突破的配合方法。关门配合要求防守队员应积极堵截进攻者的突破路线，临近突破一侧的防守队员要及时向同伴靠拢进行"关门"，不给突破者留有通过的空隙。关门配合也常运用于区域联防。

2. 穿过配合

穿过配合是破坏掩护配合、及时盯防各自对手的一种配合。当进攻队员进行掩护时，防掩护者的队员要及时提醒同伴并主动后撤一步，让同伴及时从自己和掩护者之间穿过，以便继续防住各自的对手。穿过配合要求防守掩护者的队员及时提醒同伴并主动让路，穿过队员要迅速穿过，并调整防守位置和距离。穿过配合一般在无投篮威胁时运用。

3. 挤过配合

对方采用掩护进攻时，防守者为了破坏对方的掩护配合，在掩护者临近的一刹那，防守者主动靠近自己的对手，并从两个进攻者之间侧身挤过去，继续防住自己的对手。

4. 交换防守配合

交换防守配合是指破坏对手掩护时，防守队员之间及时互换的一种配合方法。

5. 绕过配合

绕过配合是防守掩护者的队员及时提醒同伴并主动贴近对手，让同伴从自己身后绕过，继续防住对手的一种配合方法。

6. 补防配合

补防配合是防守队员在同伴漏防时，立即放弃自己的对手，去补防那个威胁最大的进攻者，而漏人防守队员及时换防的一种协同防守方法。

四、规则简介

（一）比赛场地

篮球比赛场地为长 28 米、宽 15 米的长方形。罚球线（外沿）距端线（内沿）5.80 米，罚球线长度为 3.60 米，中圈半径为 1.80 米，篮筐离地高度为 3.05 米，篮板宽为 1.80 米，高为 1.05 米。

（二）主要规则简介

1. 违例

在比赛过程中出现带球走、两次运球、队员持球出界或持球踩到边线和端线、本方触球出界、球回后场、干涉得分和对球干扰，以及 3 秒、5 秒、8 秒、24 秒违例时均判对方在违例地点附近的边线或底线发界外球。

2. 犯规

（1）侵人犯规

在比赛中与对方队员发生非法接触为侵人犯规。

判罚：①对没有做投篮动作的对方队员犯规，则由对方在靠近犯规地点掷界外球继续比赛。②对正在做投篮动作的对方队员犯规，如果对方投篮成功应计得分并判给1次罚球。对方在2分区域投篮不成功，判给2次罚球；在3分区域投篮不成功，判给3次罚球。

（2）双方犯规

两名互为对方队的队员大约同时相互发生犯规为双方犯规。

判罚：给双方犯规队员各登记1次侵人犯规。如进攻队正在投篮，投篮成功计得分，将球判给得分队，得分队从端线发球；如一方已控制球，应将球判给该队距犯规地点最近的界线外掷界外球；如任何一方均没控制球，则交替发球。

（3）进攻犯规

进攻队员为了获得利益而造成对早已抢占有利防守位置的防守队员的冲撞和侵人犯规为进攻犯规。

判罚：记录犯规1次，由防守方在就近边线外发界外球。

（4）违反体育道德的犯规

队员蓄意地对持球或不持球的对方队员造成侵人犯规为违反体育道德的犯规，即故意犯规。

判罚：①对犯规的队员登记1次违反体育道德的犯规，并判给对方罚球以及随后在中场的球权。②判罚次数：如对没有做投篮动作的队员发生犯规，判罚给2次罚球；如对做投篮动作的队员发生犯规，投中计得分，再加1次罚球；投篮不中，则判给2或3次罚球（视进攻者试图投篮区域而定）。

（5）技术犯规

场上队员、场外人员和教练员违反规则，不服从裁判判罚，影响比赛顺利进行的犯规为技术犯规。

判罚：视情节轻重，对场上队员犯规判罚为提醒或警告，登记1次技术犯规，并判给对方1次罚球，再由对方从中场边线外发界外球；教练员、助理教练员、场外队员或随队其他人员犯规，则提出警告，登记1次技术犯规，判给对方队1次罚球和中场边线外发界外球。

第二节　三人制篮球

一、三人制篮球起源

三人制篮球俗称"街头篮球""斗牛"。现代三人制篮球起源于20世纪50年代美国的街头篮球。最初美国黑人只是在自家的后院或者贫民区的空地上，一个简陋的篮球架，一个简易的篮球就可以进行运动。那个时候的三人制篮球没有太多的规则，只是人们进行体育锻炼、强身健体的一种运动而已。随着时间的推移，这种三人制篮球运动开始在美国黑人区广为流行，并逐渐传向美国各地。

二、三人制篮球特点

三人制篮球对参与者技战术水平的要求较低，运动负荷适宜，运用个人基本技术、战术行动及两三人之间的基础配合就能完成比赛，三人制篮球保留了五人制篮球的技战术要点，但只需在半场进行攻守，对抗人数也减少为六人，这使比赛的难度得以降低，比赛的场面趋于平面化，队员在进行简单的策应、掩护、突分和传切后就可完成进攻，这为参与者投入比赛情境，获得成功体验提供了更多机会，对于篮球技战术能力较弱的戒毒人员群体而言比较有参与感。而五人制篮球对技战术的要求很高，对于全队整体性攻防的协调性有较高的要求，例如轮转防守，如果没有长时间的训练是很难协调一致的。同时三人制篮球模糊了场上人员的位置分工，每个人都可以成为前锋来完成投篮。三人制篮球在半场进行攻守，对参与者的体能要求有所降低，这有利于调动戒毒人员的积极性。而五人制篮球比赛中往往包含着大量的无球折返跑，对于戒毒人员而言不仅运动强度太大而且略显枯燥，三人制篮球在半场进行，制造了更多接球机会，更富有乐趣。总体而言，三人制篮球运动负荷适宜，技战术水平要求不高，易于完成进攻，因此受到戒毒人员群体的喜爱。

三人制篮球规则简单，易于组织，通常使用半个整球场，上场人数为每队3人，比赛时间通常为10~15分钟，比赛双方共用一个篮筐。通常情况下，如果常规比赛时间内打成平局，会采用加赛2~3分钟或者执行依次罚篮的方式直至某队领先1分来结束比赛。而五人制篮球场为三人制场地的2倍，上场人数为每队5人，比赛时间为40分钟，双方各用一个篮筐，如果常规比赛时间内打成平局，则要加时5分钟来决定胜负，如果还是平局则还要加时直至决出胜负。另外值得指出的是，三人制篮球每次进攻时间为20秒，五人制篮球每次进攻时间为24秒，而且五人制篮球还有8秒过中场的限制。从上面最基本的规则比较来看，五人制篮球的场地大，攻防要求高，比赛时间长，比赛的强度极大，这也是为什么五人制篮球比赛会频繁换人的原因。相较于五人制篮球，三人制篮球的规则更加简单，负荷量较小；攻守转换快、配合人数少、配合形式简单且皆是基础配合；易于组织，对场地要求较低，竞赛时间短，有利于调动运动员积极性；娱乐性与观赏性较强，受众面更广，相对于五人制篮球更为"接地气"。

三、国内三人制篮球发展

（一）发展趋势

三人制篮球运动已经逐步发展成为一项独立的竞技运动项目。三人制篮球运动最初只是用来消遣时光和发泄情绪的一种方式，随着社会的不断发展，三人制篮球运动逐步走向世界各地，各种各样的三人制篮球比赛也应运而生。1992年首届世界三人篮球锦标赛在德国的法兰克福举行，标志着三人制篮球赛走向国际化。近些年，国际篮联（FIBA）为了更好地促进三人制篮球比赛在全世界范围内的广泛开展和交流，制定并公布了三人制篮球比赛规则。

随着《全民健身计划纲要》的大力实施，全民健身已经成为我国群众体育工作的重要项目。篮球运动在全民健身活动中起着至关重要的作用，三人制篮球由于具备运动负荷适宜、技战术简单实用以及趣味性强等特点，深受广大人民群众的喜爱。因此，相对于其他全民健身项目而言，三人制篮球运动更适合广泛开展，同时三人制篮球运动对场地、器材要求不高，因此，三人制篮球运动已经逐步发展成为大众健身的主导项目。

（二）发展建议

1. 加大对三人制篮球运动的支持

帮助群众解决三人制篮球运动的资金、场地、器材等方面的实际问题，从而保障三人制篮球运动的开展。

2. 加大对三人制篮球运动的宣传力度

对于体育运动的开展来说，媒体的宣传具有非常重要的意义。通过电视、网络、广播等媒体，使得人们在心理上认同三人制篮球运动，同时，通过媒体的宣传，人们可以获得关于三人制篮球运动的相关知识以及比赛规则，从而提升人们对于三人制篮球运动的兴趣，激发人们对于三人制篮球运动的热情，对于篮球运动的发展也会起到积极的推动作用。

3. 广泛开展三人制篮球比赛

相对于传统的五人制篮球比赛，三人制篮球比赛的赛事比较少，这就制约了人们参与三人制篮球运动的积极性。由于三人制篮球运动具有趣味性、健身性、普适性等特征，非常适宜在社区、学校等开展。通过增加三人制篮球运动的比赛，提高人们参与的积极性，一方面可以提高人们的身体素质，另一方面也使得人们终身体育的意识得到培养。

四、三人制篮球技术

三人制篮球是从五人制篮球运动项目中衍生出来的，所以有着同根性，都包括进攻技术和防守技术这两类技术。由于赛事规则不同，这些技术在使用的次数、区域和对抗性等实际运用上存在差异。三人制篮球赛事中三分球的出手率较高，在进攻中掩护和突分次数较多，在防守的配合中，补防和交换防守的次数也较多。

1. "两外线一内线"的落位

"两外线一内线"的落位形式在外线进攻能力较强的球队中使用最为频繁，使用该落位形式的球队中一般拥有高大强壮且策应能力强的内线球员，技术的全面性决定了战术的多样性，对防守球员造成极大的威胁，吸引外线防守缩向篮下进行协防或补防，从而更好地为外线制造投篮空间，极大地提高了2分球投篮命中率。

（1）"三人在场地一侧"的落位

当两名外线和一名内线组合落位时，可以将其落位阵形分为内线在高位和低位两种。当内线在高位时，这种落位形式主要以高位内线上提，制造内线突破空间，给外线作高位掩护，外线突破内线选择直接得分或分球给跟进的内线或者外线球员。当内线球员在低位时，进攻主要以内线个人单打为主，战术配合则主要是内外线的策应配合以及外线间的无球掩护和空切跑动。

（2）"三人在场地两侧"的落位

当两名外线和一名内线组合落位时，可以将其落位阵形分为内线在高位和低位两种。当内线在高位时又可以将外线的落位分为两种，即外线分别站于弧顶两侧和外线一个在弧顶、一个在罚球线延长线以下靠近低位的位置，此时主要以外线进攻为主，战术配合以突分配合和交叉掩护为主要战术形式。当内线在低位时，如果进攻距离较远，则以个人进攻为主，包括外线的一对一突破和内线强打，战术上内外线的策应配合运用较多，掩护和突分配合也较为常见。

2."两内线一外线"的落位

两内线一外线的阵容配备是三人制篮球比赛中使用频率最高的阵容配备形式，使用这种阵容的球队大多拥有身体强壮、进攻能力强的内线球员，他们作风硬朗，敢打敢拼，敢于并善于身体对抗。

（1）"三人在场地一侧"的落位

这种落位形式是指两名内线一名在限制区外低位，另一名则在罚球线附近高位，外线位于同侧弧顶位置。该落位阵形的进攻主要是位于高位的内线与外线利用掩护配合杀伤内线以及外线突入内线后与低位内线利用突分配合完成进攻，两名内线间无球掩护后绕切篮下接外线传球攻击篮筐也是一种简单实用的全队战术配合方法。

（2）"三人在场地两侧"的落位

采用这种落位形式，当内线双低位时，进攻以外线个人一打一或内线低位单打为主，战术配合上，外线的突破分球和内线间的无球掩护成为主要的进攻战术形式；当两名内线双高位时，高位内线更多利用交叉掩护制造投篮空间。

研究三人制篮球比赛落位形式和特点，分析不同落位形式的主要进攻配合方法，有助于我们更深刻地把握三人制篮球比赛不同于传统篮球比赛的一般规律，对于指导三人制篮球训练具有重要的现实意义。

五、三人制篮球规则

三人制篮球在近年来得以迅速推广的原因，同全球范围内国际篮球联合会形成统一的《国际篮联三对三篮球规则》（以下简称《规则》）及推广密切相关，这套统一的篮球《规则》促使各国三人制篮球爱好者得以在一个平台上进行比赛和交流。下面针对部分《规则》进行解析。

（一）比赛人员及场地

每支球队应由 4 名队员组成（其中 3 名为场上队员，1 名为替补队员）。在正常情况下，这个数量既可以保证参赛人数和轮转需求，又可以保持参与选手的积极性，不至于因为人数过多不能上场参与比赛而降低热情和失去参与比赛的积极性。

三人制篮球比赛场地面积为 15 米（宽）×11 米（长）。三人制篮球比赛开始前，双方球队以掷硬币的方式决定第一次球权归属。在掷硬币中，获胜一方可以选择拥有比赛开始时的球权或可能进行的决胜期开始时的球权。

（二）投篮分值

三人制篮球比赛中，每次在圆弧线以内区域出手中篮，得 1 分；每次在圆弧线以外区域出手中篮，得 2 分。

（三）比赛时间及制胜方式

三人制篮球比赛有每场 10 分钟或某队率先得到 21 分及以上则获胜的规则，决胜期 2 分制胜。

（四）犯规和罚球

球队在没有控制球权的情况下，本队累计第 7、第 8 和第 9 次犯规总是判给对方 2 次罚球机会；本队累计第 10 次及随后的犯规总是判给对方 2 次罚球机会和球权。因此，球队犯规 6 次后的每次犯规都将带来罚球甚至失去球权，为了避免将对方直接送上罚球线，此条款促使运动员尽量避免过多的犯规，避免比赛被过多打断，保证比赛的连续性。对于违反体育道德犯规和技术犯规的判断标准，三人制篮球比赛同五人制篮球比赛基本一致，处罚上有所不同，同一场比赛中连续 2 次被判罚违反体育道德犯规的队员不仅将失去本场比赛的资格，还可被组织者取消其参加赛事的资格。

（五）攻防转换

在每次投篮中篮或最后 1 次罚球中篮后（除非某队拥有随后的球权），非得分队的 1 名队员在场内球篮正下方（而非端线以外）将球运至或传至场地圆弧线外的任意位置重新开始比赛，从而形成了比赛的"无缝连接"，让比赛变得连贯起来。在三人制篮球比赛中，对方中篮后，失分队第一时间获得球权。所有投篮前都应把球传至处于圆弧线外的人，不要求圆弧线外队员双脚同时触及弧线外的地面，跨圆弧线内外的控球队员可以抬起位于圆弧线内的脚，完成攻防转换要求。若是运球队员，则必须将球运出圆弧线外，双脚在圆弧线外或一脚位于圆弧线之外的地面上、一脚处于空中，即完成了攻防转换。

第七章　排球运动

第一节　排球运动概述

一、排球运动简介

（一）排球运动的起源与发展

1905 年，排球运动传入中国。最初，中国开展排球运动采用的是 16 人制的比赛。每队 16 人上场，分别站成 4 排，每排 4 人，故称此项运动为"排球"。排球在中国的发展先后经历了 16 人制、12 人制、9 人制和 6 人制的演变。经过百余年几代排球工作者的努力，排球运动在中国逐步得到普及和发展，运动技术水平不断提高。中国女排先后 9 次荣获世界冠军称号，其中 3 次摘得奥运会桂冠，对世界排球运动的发展起到了积极的推动作用。

（二）排球运动的特点和价值

1. 排球运动的特点

（1）广泛的群众性

排球场地设备简单，比赛规则容易掌握。既可在球场上比赛和训练，也可以在一般空地上活动，运动负荷可大可小，适合于不同年龄、不同性别、不同体质、不同训练程度的人。

（2）技术的全面性

每个队员都要进行位置轮转，既要到前排扣球与拦网，又要到后排防守与接应。要求每个队员必须全面地掌握各项技术，能在各个位置上比赛。

（3）高度的技巧性

比赛中球不能落地，不得持球、连击。击球时间的短暂，击球空间的多变，决定了排球的高度技巧性。

（4）激烈的对抗性

排球比赛中，双方的攻防转换始终在激烈的对抗中进行。在高水平比赛中，对抗的焦点在网上的扣球和拦网。在一场比赛中，夺取一分往往需要经过六七个回合的交锋。水平越高的比赛，对抗争夺也越激烈。

（5）攻防技术的两重性

排球是多种技术都可以得分也能失分的项目，这种情况在决胜局比赛中更加突出，所以说每项技术都具有攻防的两重性，因此，要求技术既要有攻击性，又要有准确性。

（6）严密的集体性

排球比赛是集体比赛项目，除发球外，都是在集体配合中进行的。没有严密的集体配合，再好的个人技术也难以发挥，更无法发挥战术的作用。水平越高的队，集体配合就越严密。

2. 排球运动的价值

排球适合不同年龄、性别、体质和不同训练程度的人参加。参加排球运动能够提高身体素质和运动能力，改善身体机能状况，培养团结协作的精神和良好的作风。

二、排球基本技术

（一）准备姿势与移动

1. 准备姿势

上体自然前倾，可稍蹲、半蹲或低蹲，两臂自然放松置于腹前，重心稍靠前；全身肌肉适当放松。

2. 移动

主要移动步法有并步、跨步、交叉步、滑步和跑步等。要求做好准备姿势，及时判断来球性质，快速移动，移动中身体重心起伏不能太大，以免影响移动速度。

（二）传球

传球是用双手（或单手）在额前上方，利用蹬腿、伸臂协调一致的动作及手指手腕的弹力完成击球技术动作，是排球最基本、最重要的技术之一。它主要用于将球传给进攻队员进攻，分为正传、背传和侧传。

1. 正传

以稍蹲姿势面对来球，双手自然抬起，放松，置于脸前。当球下降至额前时，蹬地伸膝、伸臂，两手向前上方迎击来球。击球点在额前上方一球距离处，这样有利于看准来球和控制传球方向。接球后，两手自然张开呈半球形，两拇指相对呈“一”字形，用拇指内侧、食指以及中指二、三关节触球，无名指和小指在两侧辅助控制传球方向。传球用力的顺序是蹬地，伸膝，伸腰，手指、手腕屈伸。

2. 背传

背传指向背后方向传球的方法。采用稍蹲准备姿势，上体比正传稍后仰，重心在两腿中间，双手自然抬起置于脸前，背对传球出手方向，击球手法与正传相同，击球点在额前上方。手触球时，手腕适当后仰，掌心向上，击球的上部，拇指托住球底。传球时，利用蹬地、展腹、抬臂及手指手腕的弹力将球向后上方传出。

3. 侧传

身体不转动而主要靠双臂向侧方传球的动作称为侧传。采用稍蹲准备姿势，背对球网，击球点保持在脸前或稍偏向传出方向一侧。传球时，蹬地、双臂向传出方向一侧伸展，异侧臂的动作幅度应大些，同时伴随上体向传球方向侧屈的动作，使球向侧方飞行。

（三）垫球

垫球主要用于接发球、接扣球、接拦回球以及防守和处理各种困难球。在比赛中，垫球是争取多得分、少失分，由被动变主动的重要技术。它是稳定队员情绪、鼓舞队员士气的重要手段。垫球可分为正面垫球、移动垫球、侧面垫球、跨步垫球、变方向垫球、背垫球、单手垫球和挡球等。正面垫球是最基本的一种垫球技术。

1. 准备姿势

两脚开立稍比肩宽。垫球手型主要有互靠式、叠掌式和抱拳式等。

2. 基本技术

看准来球，两臂夹紧前伸，插到球下，用前臂腕关节以上 10 厘米左右两臂桡骨内侧形成的平面击球的下部。向前上方蹬地抬臂，迎击来球，使插、夹、抬和蹬连贯完成，灵活控制传球方向和力量。垫球手臂与地面所形成的夹角，对控制球的方向、弧度和落点影响很大。一般来说，来球弧度高，手臂与地面的角度应该小些；来球弧度平，手臂与地面的角度应该大些。

（四）发球

发球是比赛的开始，也是进攻的开始。准确而有攻击性的发球，不仅可以得分，还可以破坏对方的战术组合。因此，发球既要有准确性又要有攻击性。发球可分为正面上手发球、正面下手发球、侧面下手发球、高吊球、勾手发球和勾手大力发球等。

1. 正面上手发球

（1）准备姿势

面对球网，两脚自然开立，左脚在前，左手托球于体前。

（2）基本技术

左手用掌平稳而准确地将球抛在体前右肩前上方，高度约 50 厘米。同时，右臂抬起，屈肘后引，肘略高于肩，上体稍向后仰。五指并拢，指尖朝上，手腕稍后仰保持一定的紧张，眼睛注视球体。右脚蹬地，重心前移，以收腹、屈体迅速带动手臂挥动。挥臂成直线，在右肩前上方，用手掌掌根部位击中球的后下部。击球后迅速入场。

2. 正面下手发球

正面下手发球动作技术简单，适合运动康复排球发球技术的入门训练。

（1）准备姿势

面对球网，左脚在前，两膝微屈，左手持球于胸前，右手自然下垂，眼视前方。

（2）基本技术

左手将球在身体右侧抛起，高约 20 厘米，抛球时，身体重心后移，同时右手后摆。右脚蹬地，身体重心前移，右臂伸直，以肩为轴向前摆至腹前，用掌根击球的后下部。击球后，随着击球动作，身体重心前移迅速入场。

3. 侧身下手发球

（1）准备姿势

左肩对网，两脚开立。

（2）基本技术

左手抛球于胸前一臂之远，离手高约 30 厘米。在抛球的同时，右臂摆至右侧后下方，接着右脚蹬地向左转体，带动右臂向前上方摆动，在腹前以全手掌击球的右下方。随着击球动作迅速进入场地。

4. 勾手发球

勾手发球所发出的球不断旋转而在空中飘晃不定，具有很强的攻击性。发球队员由于采用侧面站立，可充分利用腰部扭转带动手臂加速挥动。这种发球比较省力，肩关节负担比较小，因而适用于远距离发飘球。

（1）准备姿势

侧对球网开立，左手持球于胸前。

（2）基本技术

左手用托送方法，抛球于左前上方约一臂的高度，右手向后摆动。击球时，右脚蹬地，上体向左转动发力，带动右臂加速挥动。挥动时，右手臂伸直，在右肩的左上方，用掌根或半握拳击球中下部。击球时，有突停动作。

（五）正面扣球

扣球是排球基本技术中攻击性最强的一项技术，它在比赛中占有重要地位，是得分、得发球权的主要手段，也是进攻中最积极有效的武器。

1. 准备姿势

一般站在距离球网 3 米左右处，两肩自然下垂，稍蹲。眼睛注视来球。

2. 基本技术

助跑时，助跑的方向、速度和步数根据二传来球的方向、速度和弧度决定。助跑时可采用一步、两步或三步助跑。助跑最后一步脚的落地就是起跳的开始，在踏跳脚着地的瞬间，手臂摆至身体侧后方并开始向前摆动。当两腿弯曲至最深时，手臂摆至体侧，而后随蹬直两腿向上划弧上摆，两脚迅速蹬地，双膝猛伸，向上跳起。

起跳后，挺胸展腹，上体稍向右转，右肩向上方抬起，身体呈反弓形。挥臂时，以迅速转体、收腹动作发力，依次带动肩、肘、腕各关节成鞭甩动作向前上方弧形挥动，在右肩前上方最高点击球。击球时，提肩、伸臂，五指微张呈"勺"形，以全掌包满球，击中球的后中部，力量通过球心，手腕有推压动作，使球向前下方旋转飞行。空中完成击球后，身体自然下落，尽量用双脚的前脚掌先着地，屈膝以缓冲身体与地面的撞击力，落下时保持平衡。

（六）拦网

拦网是在网前跳起，用双手阻拦对方的扣球。它既是防守技术，也是进攻手段。拦网是防守的第一道防线，也是反攻的重要环节。

1. 准备姿势

面对球网，两脚平行开立约与肩同宽，两手自然置于胸前。

2. 基本技术

将身体重心移动到拦网位置后立即制动，使身体正对球网后起跳或起跳后在空中使身体转向球网。起跳时，膝关节弯曲，两脚用力蹬地，两臂在体侧划小弧用力上摆，带动身体向上垂直起跳。起跳后稍收腹，控制平衡。两手从额前贴近并平行于网，向网上沿前上方伸出，两臂伸直，两肩尽量上提。拦击时，两手尽量伸向对方上空接近球，两手自然张开，屈指、屈腕呈"勺"形。当手触球时，两手要突然压腕。拦网后自然落回地面，落地时屈膝缓冲。

三、排球基本战术

了解排球比赛阵容配备、进攻战术及防守战术是赢得比赛胜利的根本。

（一）阵容配备

1."四二"配备

4名进攻队员和两名二传队员。4名进攻队员都站在对角位置上。

这种阵容配备的特点是比赛中每一轮的前后排都有1名二传手，两名攻手（即1名主攻手和1名副攻手）。其作用是便于组织进攻，发挥本队的攻击力量，较容易组成"中一二"与"边一二"进攻战术。此阵容配备多为初学者和一般水平的球队采用。

2."五一"配备

5名进攻队员和1名二传队员。加强进攻拦网的力量，配1名有进攻能力的接应二传，防止主要二传队员来不及传球时出现被动局面。

这种阵容配备的特点是比赛中只有1名二传手，其他队员均为攻手。其优点是有利于加强进攻和拦网力量，进攻点多而灵活，但是对二传手的要求较高。

（二）进攻战术

1."中一二"进攻战术

3号位队员作二传，将球传给2、4号位队员进攻的组织形式。二传手居中，易于接应，便于组织进攻。但其只能两点进攻，战术变化少。这种战术适合初级水平球队运用。

2.“边一二”进攻战术

2号位队员作二传，将球传给3、4号位队员进攻的组织形式。两个进攻队员位置相邻，便于相互掩护配合，从而能打出多变的战术球。

3.“插上”进攻战术

1号位队员由后排插上到前排作二传，把球传给2、3、4号队员进攻的组织形式。有利于组织各种进攻战术，进攻点灵活。

（三）防守战术

这里主要介绍接发球阵型。

1.“W”站位阵型

初学者比赛多采用“中一二”“边一二”进攻战术，大多站成“W”形，也称“一三二”站位。5名队员分布均衡，前面3名队员接前场区的球，后排两名队员接后场区的球，职责分明。其缺点是后排两名队员接发球压力大。

2.“M”站位阵型

“M”形站位，也称“一二一二”站位，其优点是队员分布更加均匀，分工明确，前面两名队员接前区的球，中间队员负责中区的球，后面两名队员接后区球。

四、排球竞赛规则简介

（一）比赛场地及设施

排球比赛场地包括比赛场区和无障碍区。比赛场区为18米×9米的长方形。国际排联组织的世界性大型比赛场地边线外的无障碍区至少宽5米，端线外至少宽8米，比赛场区上空的无障碍空间从地面量起至少高12.5米。比赛场地的地面是浅色的，由木质或合成物质构成。比赛场区和无障碍区为两种不同的颜色，场区上所有的界线为白色，宽为5厘米。

（二）队员替换

每一局每队最多可替换六人次，在一次换人中可以同时替换一人或多人。替补队员每局只能上场比赛一次，如某一队员受伤不能继续比赛时，必须进行合法的替换。如果不能进行合法替换时，可采取特殊替换。如某队员被判罚出场或取消比赛资格时，必须进行合法替换。如果不能进行合法替换时，则判该队阵容不完整，判对方胜一局。

（三）比赛间断

正常的比赛间断为暂停和换人。在裁判员鸣哨发球前，教练员或场上队长可用相应的手势请求间断。一次或两次暂停可以与双方的各一次换人相连续，中间无须经过比赛过程。同一队未经过比赛过程不得连续提出换人的请求，但在同一次换人请求中可以替换两名或更多的队员。在世界性比赛中，可采用技术暂停的方法，即比赛中，当领先队比分至

8分和16分时，便执行技术暂停，时间为1分钟。在每局比赛中，球队还有两次暂停的机会，时间为30秒。暂停时，比赛队员必须离开比赛场区到球队席附近的无障碍区。

（四）技术性犯规

1. 发球规则

发球队员必须在第一裁判员鸣哨5秒钟内，将球抛起或持球手撤离，在发球区内将球抛起后，用一只手臂将球击出，如球未触及发球队员而落地，则被认为是一次发球试图。在发球试图后，第一裁判员应该及时鸣哨允许再次发球，发球队员必须在再次鸣哨的3秒钟内将球发出，发球队员在击球时或者击球起跳时不得踏出发球区。也就是说，发球员最迟需在8秒内将球发出，球由标志杆组成的网上过网区进入对方场地。

2. 四次击球犯规

一个队连续触球4次（拦网除外）为四次击球犯规。

3. 持球和连击犯规

没有将球击出，使球产生停滞，为持球犯规。同一人连续击球为连击犯规，但拦网时的连续触球以及全队第一次击球时同一动作击球产生的球连续触及身体部位除外。

4. 过网击球犯规

在对方空间触击球为过网击球犯规，但在对方进攻性击球后拦网触球除外。

5. 过中线犯规

比赛进行中队员整只脚全部越过中线接触对方场区，为过中线犯规。

6. 触网犯规

队员触网不是犯规，但干扰比赛的情况除外。队员干扰比赛的情况包括但不限于：①击球时触及球网上沿帆布带或球网以上的80厘米标志杆；②击球时借助球网的支持；③造成了对本方的有利；④妨碍了对方合法的击球试图。

7. 拦网犯规

（1）过网拦网犯规

对方进攻性击球前或击球时，在对方空间拦网触球为过网拦网犯规。

（2）后排队员拦网犯规

后排队员靠近球网，将手伸向高于球网处阻拦对方来球并触及球，或后排队员参加完成了集体拦网则构成后排队员拦网犯规。

（3）拦发球犯规

队员在球网附近，手高于球网上沿阻拦对方发过来的球，则构成拦发球犯规。

8. 后排队员进攻性击球犯规

后排队员在前场区内或踏及进攻线（或其延长线）击整体高于球网上沿的球，并使球的整体通过球网垂直面或触及对方拦网队员，则为后排队员进攻性击球犯规。

9. 自由人进攻性击球犯规

在3米限制区内用上手传球方式进行二传球，进攻队员将此高于球网的二传球击入对方场区，或自由人在3米线后的场区内将高于球网的球击入对方场区，均为自由人进攻性击球犯规。

第二节 气排球

一、气排球概述

气排球运动是一项集运动、休闲、娱乐为一体的群众性体育项目，作为一项新的体育运动项目，如今已经受到越来越多人的青睐。气排球由软塑料制成，比赛用球重约120~125克，比普通排球轻100~150克；圆周为74~76厘米，比普通排球圆周长15~18厘米；比赛场地为13.4米×6.1米（采用羽毛球场地即可），比普通排球场地长宽各少约5米和3米；比赛网高男子2.10米，女子1.90米，混合网2.00米。参赛队员为各5人。球的颜色为黄色，其打法和记分方法与竞技排球基本相同。

（一）气排球的起源与发展

排球运动对于中国人来说并不陌生，但竞技排球终究对技战术和参赛选手的各项素质要求非常高，在普通群众中推广普及有着一定的难度。气排球是中国土生土长的一项群众性排球活动。1984年，呼和浩特铁路局集宁分局为了开展老年人体育活动，在没有规则限制的情况下，组织离退休职工用气球在排球场上打着玩。由于气球过轻且易爆，他们将两个气球套在一起打，后又改用儿童软塑球。随后参照6人排球规则制定了简单的比赛规则，并将这种活动形式取名为气排球。气排球作为中国老年人体育协会的五大竞技项目之一，自中国火车头体育协会首先推出该项目以来，先后在浙江、福建、上海、江苏、湖南、广西、重庆等地得到了很好的推广，打球健身的人越来越多。气排球由于运动适量、不激烈，男女都可以混合进场参与，适合各个年龄层次的人进行强身健体活动。

（二）气排球的特点

球质软，富有弹性，手感舒适，不易伤人。球体大，圆周为74~76厘米；重量轻，球重120~125克。球网低，男网高2.10米，女网高1.90米，混合网高2.00米。可以采用羽毛球场地。全场长13.4米，宽6.1米，室内外均可开展活动。

气排球每场只需要10个人就可以开始运动，集体性极强，必须协调配合，有利于表现团结奋进和展现道德风范。规则宽松，人体任何部位触球都可以，有时候为了救球，在手来不及的情况下，还可以用脚踢，只要按规则要求，将球打到对方场内地面上空就有效。气排球易学易懂，是一项老少皆宜的群众性运动。

二、气排球比赛规则简介

（一）人员

每队最多可有 8 名队员，队员上衣必须有号码，应是在 1 号至 8 号之间。身前号码 10 平方厘米，身后号码 15 平方厘米。场上队长应在上衣胸前有一明显标志。

教练员和队员应了解并遵守规则，以良好的体育道德作风服从裁判员的判定。如有疑问只有场上队长可向裁判员请求解释，教练员不得对判定提出异议或要求解释。教练员和队员必须尊重裁判和对方队员，不得以任何行为影响裁判的判断，不得以任何行动和表现去拖延死球时间或有意延误比赛。

队员场上位置以 10 人比赛为例，双方队员各分为前排三名，后排两名。前排左边为 4 号位，中间为 3 号位，右边为 2 号位；后排左边为 5 号位，右边为 1 号位。每局比赛开始，场上队员必须按位置表排定的次序站位，在该局中不得调换。在新的一局中，每个队上场队员的位置可重新安排。

（二）比赛

1. 暂停

每局比赛中，每个队可请求两次暂停，每次暂停时间为 1 分钟。只有成死球时经教练员或场上队长向第二或第一裁判员请求后才准予暂停。第一裁判员鸣哨后，比赛应立即继续进行。某队请求第三次暂停，应予拒绝，并提出警告。第一裁判员已鸣哨发球，队员尚未将球发出或在鸣哨的同时请求暂停，均应拒绝。如第二裁判员在此时间错误鸣哨允许暂停，第一裁判员也不得同意，应再次鸣哨发球。

2. 换人

每局每队最多可替换 6 人次，一下一上为 1 人次。某队换人时应由教练员或场上队长在死球时向第二或第一裁判员提出请求，并说明替换人数和队员的号码。裁判员准许换人时，上场队员应已做好准备并从前场区上下场，如队员未做好准备，则判罚该队一次暂停。

3. 成绩计算

只有发球队胜一球时，才得 1 分，决胜局则不论发球队或接发球队胜一球即得 1 分。某队先得 15 分并超出对方 2 分时，或双方得分成 16：16 时，谁再得 1 分，则该队胜一局。决胜局谁赢得 15 分并超出对方 2 分时，即算该队获胜。规定比赛时间 5 分钟后仍未到场者，作弃权处理，对方则以每局 15：0 和 2：0 的大比分取胜。各队无正当理由不得无故弃权和罢赛。否则，取消该队 3 年内参加竞赛资格。

4. 动作和犯规

（1）发球

①发球队胜一球或接发球队取得发球权时，该队队员必须按顺时针方向轮转一个位置，由轮转到 1 号位的队员发球，如没有按发球次序轮转发球，则为轮转错误，必须立

即纠正，并判失去发球权。

②发球队员必须在第一裁判员鸣哨发球后8秒钟内将球发出，球被抛出发球队员未击球，球也未触及发球队员而落地，允许继续发球。

③发球队的队员不得以任何方式阻挡对方观察发球队员和球的飞行路线。

④发球时判断队员的位置错误，应以队员身体着地部分为依据。在发球队员球未击出前，同排队员的站位不得左右超越，前后排队员不得前后超越或平行。即4号位队员不得站在3、2号位队员的右边，2号位队员不得站在3、4号位队员的前面。否则，应判失去球权或对方得分。发球队员与本方5号位队员不受站位的限制。

⑤发球触网算违例，发球和比赛过程中球触网按违例处理。

（2）击球

有意或无意地把球接住停在手中、用双臂将球夹住停留时间较长或用手顺势将球停留较长时间再将球送出，判击球犯规。队员身体任何部位连续触球多于一次，则判连击犯规（拦网除外）。

（3）过中线和触网

比赛进行中，队员踏越中线，应判过中线犯规。队员身体任何部位触及球网，判触网犯规。因对方击球入网而使网触及本方队员时，不算触网犯规。

（4）进攻性击球

①队员在后场区可以对任何高度的球做进攻性击球，但在起跳时不得踏及或踏越限制线，否则即为违例犯规。

②队员在前场区，采用攻击力强的扣、抹、压吊动作，将高于球网上沿的球击入对方区，则判犯规。如采用攻击力小的传、顶、挑的动作，击球的底部或下半部，使球具有一定向上的弧度过网则不算犯规。

③队员在前场区，对低于球网上沿的球，可用任何击球动作将球击入对方区。

（5）拦网与过网

①后排队员不得拦网。如有参与拦网并起到拦网作用时应判犯规。

②拦网不算一次击球，还可最多击球3次。

③不得拦对方的发球和对方队员进入前场区直接击过网的球，只允许拦对方队员在后场区直接击过网的球。

④一方队员完成直接向对方击球前，另一方的手触及对方地区上空的球，应判过网犯规。

三、气排球运动技术

气排球运动技术与竞技排球相近，可以参考竞技排球基本技术。

第八章　足球运动

第一节　足球运动概述

一、足球运动简介

（一）足球运动的起源与发展

足球运动是一项古老的体育活动，源远流长，其发展历程有古代足球运动和现代足球运动两大历史阶段。中国古代把踢球叫作"蹴鞠"。"蹴"就是踢的意思，"鞠"就是球。当时的球是用皮子做成，里面装有毛发。蹴鞠活动在我国经历了汉、唐、宋、元、明和清多个朝代的发展。

公元 10 世纪以后，法国、意大利和英国等一些国家有了踢球游戏。到 15 世纪末有了"足球"之称，后逐渐发展成现代足球运动。1863 年 10 月 26 日，11 个足球俱乐部在伦敦成立了世界上第一个足球运动组织——英格兰足球总会，并统一了足球规则，人们称这一天为现代足球的诞生日。从 1908 年的第 4 届奥运会开始，足球被列为奥运会正式比赛项目，但不允许职业运动员参加。1904 年 5 月 21 日，国际足联在巴黎成立。1930 年起，每 4 年举办一次国际足联世界杯（又称"世界杯"），比赛取消了对职业运动员的限制。现代足球运动是世界上开展得最广泛、影响最大的运动项目，被誉为"世界第一运动""运动之王"，深受人们喜爱。

（二）足球运动的特点和价值

1. 足球运动的特点
（1）整体性
足球比赛每队由 11 人上场参赛。场上的 11 人思想统一，行动一致，攻则全动，守则全防，整体参战的意识强。只有形成整体的攻守，才能取得比赛的主动权及良好的比赛结果。

（2）对抗性

足球运动是一项竞争激烈的对抗性项目，比赛中双方为争夺控制权，达到将球攻进对方球门而又不让球进入本方球门的目的，展开短兵相接地争斗，尤其是在两个罚球区附近的争夺更是异常激烈，扣人心弦。

（3）多变性

足球运动是一项技术上丰富多彩、战术上变幻莫测、胜负结局难以预测的非周期性运动项目，比赛中运用技战术时要受对方直接的干扰、限制和抵抗。技战术要依据临场具体情况灵活机动地加以运用和发挥。

2．足球运动的价值

经常从事足球运动，可以锻炼反应能力和判断能力，培养勇敢、顽强、机智、果断、坚韧不拔、勇于克服困难的优良品质和团结互助、遵守纪律的集体主义精神。

二、足球基本技术

足球技术是运动员在足球比赛中所采用的合理行动和动作方法的总和，其主要包括踢球、运球、停球、头顶球、抢截球、假动作、掷界外球和守门员技术。

（一）踢球

踢球动作一般都由助跑、支撑脚站位、踢球腿的摆动、踢球脚的触球部位和踢球后的随摆等要素组成。

1．脚内侧踢球

脚内侧踢球常用于踢定位球、各方向来的地滚球和空中球，也可用脚内侧蹭球。

动作要领（定位球）：直线助跑，支撑脚落在球的侧后方 15 厘米左右，膝微屈，踢球腿以髋关节为轴，膝外转约 90°，脚尖翘起与地面平行，同时踢球脚不得高过球，由后向前摆动，用脚内侧（三角面）触球的后中部。踢空中来球时，大腿抬起，小腿拖后，脚内侧对准出球方向，利用小腿的向前摆动平敲击球的后中部。

2．脚背内侧踢球

脚背内侧踢球用于踢定位球、过顶球、远距离传射和转身踢球。

动作要领（定位球）：助跑与出球方向呈 90°角。支撑脚的脚掌外沿积极踏在球的侧后方 25~30 厘米处，膝弯曲，支撑脚的脚尖指向出球方向，并踏在球的横轴（与出球方向成垂直的轴）的延长线上，身体向支撑脚一侧稍倾斜。在支撑脚着地的同时，踢球腿以髋关节为轴，以大腿带动小腿由后向前挥摆。当身体转向出球方向、膝盖大约摆至球的正上方时，小腿加速前摆，脚尖稍外转并下压，以脚背的内侧踢球的后中部。踢球后，踢球腿继续向出球方向摆动。转身踢球时，在助跑最后一步蹬离地面时，身体转向出球方向。支撑脚以脚掌外沿着地，脚尖指向出球方向，上体侧前倾，膝弯曲，后面的动作与脚背内侧踢球相同。

3．脚背外侧踢球

脚背外侧踢球用于踢定位球、弧线球、弹拨球等。

动作要领（定位球）：助跑、支撑脚站位和踢球脚的摆动基本上与脚背内侧踢球相同，只是用脚背外侧接触球。在踢球腿膝盖大约摆至球的正上方时，小腿加速前摆的一刹那，膝盖与脚尖内转，脚面绷直，脚趾扣紧，以脚背外侧踢球的后中部。踢球后腿继续前摆。

（二）运球

1. 脚背正面运球

脚背正面运球常用于快速前进。

动作要领：跑动时，身体自然放松，上体稍前倾，两臂自然摆动，步幅不宜过大。运球脚脚跟提起，脚尖下压，用脚背正面推拨球前进。

2. 脚背外侧运球

脚背外侧运球用于快速奔跑和向外改变方向。

动作要领：与脚背正面运球相似，不同的是运球脚的脚尖稍内转，用脚背外侧触球。

3. 脚背内侧运球

脚背内侧运球用于变向和用身体掩护球。

动作要领：跑动时，身体自然放松，步幅不宜过大，上体稍前倾并向运球方向转动。运球脚提起时，膝微屈，脚跟提起，脚尖稍外转。在迈步前伸着地前，用脚背内侧推拨球。

4. 脚内侧运球

脚内侧运球是运球技术中最慢的一种运球方法，常结合身体掩护球使用。

动作要领：运球时，支撑脚向前跨出一步，踏在球的前侧方，膝微屈，上体稍前倾并向内转。随着身体向前移动，运球脚提起，用脚内侧推球的后中部。

（三）停球

停球是指队员有目的地用身体的合理部位，把运行中的球停或接到所需的控制范围内。停球不是目的，而是为了更好地理顺球，使之为传球、运球、过人和射门服务。

1. 脚内侧停球

脚内侧停球易掌握，触球的面积大，易停稳，便于变向和结合下一个动作，多用于停地滚球、空中球和反弹球。

（1）停地滚球

动作要领：支撑脚正对来球，膝微屈，停球脚膝外转并前迎。在球与脚接触前的一刹那开始后撤，在后撤过程中用脚内侧接触球，把球停在需要的位置上。

（2）停反弹球

动作要领：支撑脚踏在球落点的侧前方，膝微屈，上体稍前倾并向停球脚方向微转，同时停球脚提起并放松，用脚内侧对准球的反弹路线。当球落地反弹刚离地时，用脚内侧触球的中上部。

（3）停空中球

动作要领：一种方法是根据来球的高度，将停球脚举起，脚内侧对准来球路线，在脚与球接触前的一刹那开始后撤。在后撤过程中用脚内侧接触球，把球控制在下个动作需要的地方；另一种方法是将脚提起，稍高于选择的停球点，在脚与球接触前的一刹那用脚内侧切球的侧上部，把球停在地面。用切压法停球往往不稳，需要及时调整。

2. 脚底停球（脚掌停球）

脚底停球用于停地滚球和反弹球。

（1）停地滚球

动作要领：支撑脚站在球的侧后方，膝微屈，脚尖正对来球，同时将停球脚提起，膝关节自然弯曲，脚尖翘起，脚跟不得高于球，踝关节放松，用脚前掌触球中上部。

（2）停反弹球

动作要领：支撑脚踏在球落点的侧后方，在球着地的一刹那，用前脚掌对准球的反弹路线，触球的中上部。

3. 胸部停球

胸部面积较大，有弹性，位置高，能停高球和空中平球（空中平直球）。胸部停球有收胸式和挺胸式两种。

（1）收胸式停球

动作要领：一般用来停胸部高度的平直球。停球时，面对来球，两脚开立，两臂自然张开，挺胸迎球。在球与胸部接触前的一刹那，迅速收胸、耸肩、收腹，缓冲来球力量，将球停在身前，如果要把球停向左（右）侧时，则在接触球的同时向左（右）侧转体，并用同侧肌肉触球。

（2）挺胸式停球

动作要领：一般用于停高于胸部的下落球。停球时，面对来球，两脚开立，两膝微屈，正对来球，在球与胸部接触前的一刹那，收下颌，挺胸，上体后仰呈反弓形，以缓冲来球力量，使球弹起再落于身前。

（四）头顶球

头顶球是争取时间和取得空中优势的主要技术，在攻防中都起着重要作用。头顶球可分为前额正面顶球和前额侧面（额侧）顶球两种，这两种都可以原地、跳起和鱼跃顶球。

1. 前额正面顶球

前额正面顶球（原地）动作要领：身体正对来球，两脚开立，膝关节微屈，上体后仰，两臂自然分开，两眼注视来球。在球运行到与身体垂直部位前的一刹那，脚用力蹬地，收腹，身体迅速前摆。当球运行到与身体垂直部位时，颈紧张，收颌甩头，用前额正面顶球的后中部，然后上体随球继续前摆。

2. 前额侧面顶球

前额侧面顶球（原地）动作要领：两脚前后开立，两膝微屈，上体和头部稍向出球方向异侧转动，身体重心放在后脚上，两臂自然张开，双眼注视来球。头部触球时，后脚用力蹬地，上体迅速向出球方向扭转，同时甩头，当球运行到与出球方向同侧肩的前上方时，用额侧部位击球的后中部。

（五）抢截球

抢球是把对方控制或将要控制的球夺过来或破坏掉。截球是将对方队员传出的球堵截住或破坏掉。

1. 正面抢截球

正面抢截球包括正面跨步抢截球和正面铲球。

（1）正面跨步抢截球

动作要领：两脚前后开立，双膝微屈，身体重心下降，重心落在两只脚之间，面向对手。对手运球前进，当脚触球即将着地或刚着地时，一脚用力蹬地，抢球脚以脚内侧对正球并向球跨出一步，膝关节弯曲，上体前倾，身体重心移至抢球脚上，另一只脚立即前跨成支撑脚。如双方的脚同时触球，则要顺势向上提拉，使球从对方的脚背滚过。身体要迅速跟上，把球控制住。

（2）正面铲球

动作要领：两脚前后开立，两膝微屈，身体重心下降，重心落在两只脚之间，面向对手。对手运球前进，在脚触球的一刹那，一脚用力后蹬，另一脚前伸，然后将球踢出。

2. 侧后铲球

铲球是抢截技术中难度较大的技术动作。侧后铲球包括同侧脚铲球和异侧脚铲球。

（1）同侧脚铲球

动作要领：在控球者拨出球的一刹那，抢球者的后脚（异侧脚）用力后蹬成跨步，前脚（同侧脚）以脚外侧沿地面向前外侧滑出，用脚背或脚尖将球踢出或捅出，然后小腿外侧、大腿外侧和臀部依次着地。

（2）异侧脚铲球

动作要领：在控球者拨出球的一刹那，抢球者后脚（同侧脚）用力后蹬成跨步，前脚（异侧脚）以脚外侧沿地面向前内侧滑出，用脚底将球蹬出去，然后小腿外侧、大腿外侧和臀部依次着地。

（六）掷界外球

掷界外球不受越位限制，是组织进攻的机会，如果掷球既远又准就能加快进攻速度。

1. 原地掷界外球

动作要领：面对出球方向，两脚前后（左右）开立，膝弯曲，上体后仰成背弓，重心移到后脚上（左右开立时，重心在两脚间），两手自然张开，拇指相对呈"八"字形，持球侧后部，屈肘将球置于头后。掷球时，后脚用力蹬地，两腿迅速伸直，身体重心由后脚移到前脚，收腹屈体，同时两臂急速前摆，当摆到头上时用力甩腕将球掷入场内。掷球时，后脚可沿地面滑动向前，两脚均不可离地或踏入场内（允许踏在线上）。

2. 助跑掷界外球

动作要领：双手持球于胸前，在助跑迈出最后一步时，上体后仰成背弓，同时将球举至头后。掷球时的动作与原地掷界外球相同。

三、足球基本战术

队员个人的摆脱与跑位、运球过人、选位与盯人、传球以及二过一配合都是构成复杂战术的基本因素，称为基本战术。

（一）个人战术

1. 无球的摆脱和跑位

当本方队员得球时，同队其他队员的任务就是摆脱对方的防守，从而创造接球的机会，以便把进攻推向对方球门，争取射门得分。

2. 运球过人

运球过人是进攻战术中一种极为重要的个人战术，是突破密集防守的有效手段，是冲破紧逼盯人、刹那间在局部地区造成以多打少局面、打乱对方防守部署的锐利武器。

（二）局部战术

局部战术是指在一定的区域里进行的小范围战术配合。

1. 斜传直插二过一

斜传直插二过一是只通过一次传球和穿插就越过一名防守队员，配合十分简洁和实用。在进行配合时，两名进攻队员要保持适当的距离，控球队员可采用运球或其他动作，诱使防守者上前阻截，插入的队员必须突然、快速起动，但应避免越位。

2. 直传斜插二过一

同斜传直插二过一。

3. 踢墙式二过一

踢墙式二过一是两名进攻队员通过两次传球越过一名防守队员的配合方法。

4. 回传反切二过一

回传反切二过一是通过三次传球组成的配合方法。

5. 交叉掩护二过一

交叉掩护二过一是两名进攻队员通过运球与身体的掩护越过一名防守队员的配合方法。

四、足球竞赛规则简介

（一）比赛场地

足球比赛场地可采用天然草坪或人造草坪。边线外要有大于 1.5 米的草皮边缘，在中线的两侧还要各配置一个距边线至少 5 米的带顶棚的替补席。广告牌与比赛场地线的距离不得小于 4 米，离球门线后不少于 5 米，至角旗处不得少于 3 米。

（二）比赛规则简介

1. 比赛时间

正式的国际足球比赛分为上、下两个半场，每个半场 45 分钟，中间休息 15 分钟。

2. 队员人数与换人

每队上场 11 名队员，其中包括一名守门员。如果一队的场上队员少于 7 人，比赛不得进行。一场比赛每队最多能换 3 名队员，场外和场上队员未经裁判员许可不能擅自进出场地。比赛时，守门员和其他队员的位置不能随意交换，如需要交换，须经过裁判员同意。

3. 裁判员

一场正式的足球比赛由 4 名裁判员担任裁判工作：一名主裁判员，两名助理裁判员，一名替补裁判员（第四官员）。

（1）主裁判员的职责

有场上最终判决权，决定比赛时间是否延长、比赛是否推迟和中止。

（2）助理裁判员的职责

示意越位及球出界，协助主裁判员的场上判罚，但没有最终判决权。

4. 比赛判罚

足球比赛的判罚分两种，一种是直接任意球的判罚，主要是针对恶意踢人、打人、绊倒对方的行为。另外，用手拉扯、推搡对方，手触球也属于这一类。还有辱骂裁判员、辱骂他人也要判罚直接任意球。这种任意球可直接射门得分。如果这些行为发生在罚球区内，就要判罚点球。还有一种是间接任意球的判罚，危险动作、阻挡、定位球连踢就属于这一类。这种任意球不能直接射门得分，必须经第二个人触球后进球才算有效，罚球区内这种犯规不能判罚点球。无论是直接任意球还是间接任意球，防守方都要退出 9.15 米线以外。如果不按要求退出 9.15 米，裁判员可出示黄牌。

在罚球区内直接任意球的犯规要判罚点球。罚点球时，双方队员不能进入罚球区。如防守方进入罚球区，进球有效，不进则重罚；如进攻方进入罚球区，进与不进球均无效，由对方罚任意球。在罚点球时，守门员可以在球门线上左右移动，但不可以向前移动。

5. 红黄牌

足球裁判员在判罚时，根据犯规性质不同可出示两种不同颜色的牌。

对于足球比赛中出现的一些严重犯规，裁判员要出示红牌。如果是恶意的犯规或暴力行为也要出示红牌。故意手球、辱骂他人或同一场比赛同一人得到两张黄牌时，也要被出示红牌。

比赛中，有违反体育道德行为，用语言和行为表示不满要被出示黄牌。连续犯规、故意延误比赛或擅自进出场地的队员也要被出示黄牌。

6. 伤停补时

足球比赛有时会根据场上情况进行补时。有时是一两分钟，最长时可达五六分钟，时间长短由主裁判员决定。造成补时的原因主要包括处理场上受伤者、有队员故意拖延比赛、场内外出现了意外事件等。

7. 越位

（1）越位位置

①队员处于越位位置本身并不构成犯规。

②队员处于越位位置：头、躯干或脚的任何部分在对方半场（不含中线）；头、躯干或脚的任何部分较球和倒数第二名对方队员更接近于对方球门线。

③队员不处于越位位置：队员齐平于倒数第二名对方队员；队员齐平于最后两名对方队员。

（2）越位犯规

处于越位位置的队员，在队友处理或触及球的一瞬间，以下列方式参与到现实比赛时才被判为越位犯规。

①干扰比赛：处理或者触及队友传来或触到的球。

②干扰对方：通过明显阻挡对方视线来阻止对方触球或可能的触球；与对方争抢球；明显试图去处理距离自己很近的球且此行为影响到对方；做出明显的动作来明确地影响对方处理球的能力。

③通过触球或者干扰对方来获得利益：当球从球门柱或横梁弹回，或从对方队员身上弹回或变向；球经对方队员有意识救球而弹回或变向。

8. 暂停比赛

正式足球比赛一般不能暂停，只有在极特殊的情况下，如队员受伤或发生意外纠纷时才鸣哨暂停。恢复比赛时则是将球踢给哨声前的最后控球方。现在足球比赛道德水准普遍较高，通常一方如看到场上有受伤队员，都会将球踢出界。恢复比赛时，对方也会将球踢回。

9. 进球

足球比赛的进球是以球的整体越过球门线为准。有时在比赛中会看到球打到横梁后落地又弹回场内，裁判员可以根据自己的观察来确认球是否越过球门线，这种判决有时会引起很大争议，有条件的可申请 VAR 回放。

10. 积分

足球比赛的积分为胜一场积 3 分，平 1 场积 1 分，负 1 场积 0 分，最终以积分多少决定名次。如积分相等，则根据赛前规程确定的不同名次判定标准来排定名次。

第二节 五人制足球

一、竞赛规则

（一）场地

比赛场地必须是长方形，边线的长度必须长于球门线的长度，长度为 25～42 米，宽度为 15～25 米。根据上述原则，比赛场地可根据当地条件量身定制，如长 30 米，宽 23 米；长 35 米，宽 25 米。

场地必须平整，硬度适宜。通常砂和泥混合土用于平整地面，表面覆盖有细砂。在比赛前将水洒在地面上以保持表面湿润。

边界应在比赛场地上绘制，边界宽度为 8 厘米。边界分为边线、球门线、中线、中圈、罚球线和替换区线。连接球门的两条短线称为球门线，连接球门线的两条长线称为边线，两侧连接在球场中间的线称为中线。在中线的中点画一个明显的标记，并将其作为圆心，绘制一个半径为 3 米的中圈。

在两个球门柱之间的球门线上取一个中点，并以中点为圆心，画一条半径为 6 米的弧线，与球门柱两侧的球门线连接，由弧线和球门线形成的区域称为禁区。

取两个门柱之间球门线的中点画一条垂线，并将垂线和弧线的交点标记为罚球点。

替换区域应设置在球场一侧边线上，在中线前后 3 米各绘制一条垂直于边线、长度为 80 厘米的线，40 厘米在球场内，40 厘米在球场外，这是更换球员的区域。

球门位于两个球门线的中心，球门由两个相距 3 米的垂直门柱和一个距地面 2 米的水平梁组成，门柱和横梁的宽度均为 8 厘米。球门后有一个网，网与柱和横梁应该有一些空间，以保证不会影响守门员的活动并且容易观察球。球门可以固定或移动。

在夜间比赛中，体育场沿边线 1.5 米外设置 3～4 根灯杆，每根杆高度在 6 米以上，灯泡亮度在 500 瓦以上（含 500 瓦）。

沿球门线、边线设置一个杆挂拦网，距离球场边线 1.5 米，高度在 6 米以上。

如果球场边有座位（或固定座位），则距离边线至少 1.5 米。

（二）球

五人制足球比赛一般使用 4 号球。确定球的使用后，未经主办方同意，不得更换球。在比赛过程中，未经裁判员许可，不得更换球。裁判有权检查比赛用球并确定比赛用球。当球在比赛中被打破或损坏时，裁判员根据规则换球并再次开始比赛。有条件的比赛应该有 1～2 个备用球。

（三）球员数量

一场比赛应由两支球队进行。每支球队不得超过 5 名球员，其中一名必须是守门员。如果任何队在比赛前未达 5 人，或者队员在比赛期间被罚至少于 5 人，那么比赛中队员较少的队自动弃权，而另一队则以 3∶0 获胜。

替补成员不得超过五名。更换次数不受限制，并可以重复更换。替补球员可以在比赛期间替换上场（守门员除外）。换人时，应该先进入替换区域，先下场后入场。守门员可以与任何球员交换位置，但必须向裁判报告并在死球时交换位置。

二、基本技术

与 11 人制足球比赛类同。

第九章　户外运动

第一节　定向运动

定向运动是指运动员借助定向地图和指北针，充分利用自然条件，按组织者规定的顺序，在城市道路、公园、旷野、田野、田间和林间自我选择行进路线并到访地图上所标示的地面检查点，以通过全程检查点用时较短者或在规定时间找到检查点得分较多者为胜的一种体育运动。

一、定向运动的锻炼价值

（一）身体素质

定向运动是以中距离、长距离间歇跑的形式完成的。比赛过程中既需要中长跑的耐力，也需要中距离跑的速度，在奔跑中可以使紧张的肌肉放松，有氧与无氧运动相结合。它不但可以促进人体心肺功能的改善和提高，还可以发展其弹跳力、敏捷性等综合身体素质。

（二）心理素质

定向运动要求参加者独立寻找点标，在运动中对路线的确定和对地图、地形的判定，都是独立完成。它可以培养参加者对外界事物的观察力、独立分析问题的能力和处理问题的果断性，以及遇到困难时沉着冷静、果断勇敢的心理素质。

（三）智育价值

定向运动需要一定的地理学相关知识，准确判断方位，识别和使用地图，并能根据地图标识，判定和选择行进路线。设置不同情景可以激发参加者参与活动的兴趣，充分展露自己的聪明才智，谁的分析、判断、应变能力越强，谁也就更有可能取得胜利。

（四）德育价值

定向运动为参加者提供了一个自由的空间和时间，使他们能够充分发挥自主性和主观能动性，在一定的自由环境中发展和张扬个性。定向运动比赛可以安排在酷热的夏季或严寒的冬季，可以选择在恶劣的条件或环境中进行，也可以结合马拉松比赛，或增加负荷量，从而磨炼参加者的意志与耐力。

（五）社会价值

定向运动中的集体协同完成项目，要求几个人甚至几十个人形成一个具有凝聚力的团队。团队之间必须合理安排时间和战术，默契配合，共同完成任务，从而培养协作能力、沟通能力和领导能力，养成认真、细致、严谨的良好作风。

（六）教育价值

定向运动改变了单纯掌握技能、技巧的学习模式，通过团体定向可以更好地培养戒毒人员的合作能力及发扬团队精神，对增强戒毒人员社会适应性十分有益。

二、定向运动分类

按照赛事竞赛规则，定向运动可以根据比赛时间、比赛性质、比赛成绩计算方法、比赛距离和到访检查点的顺序进行分类。

三、定向运动基本技能

（一）标定地图

在定向运动中，必须首先标定地图，即保持地图方位与实地方位一致。标定地图方位是最重要的定向技能。

1. 利用指北针标定

先使指北针的红色箭头朝向地图上方，并使箭头与定向地图上的指北线重合或平行。然后转动地图，使磁针北端对正磁北方向，地图即已标定。

2. 利用直长地物标定

利用直长地物（如道路、土垣、沟渠、高压线等）标定地图，首先应在图上找到这段直长地物，对照两侧地形，使图与实地各地形点的关系位置概略相符，然后转动地图，使图上的直长地物与实地的直长地物方向一致，地图即已标定。

3. 利用明显地物地貌标定

从地图上找到本人位于明显地形点的位置（即自己所在的站立点），利用明显地形点标定地图。首先选择一个图上与实地都有的远方明显地形点（目标），然后转动地图，使图上的站立点至目标的连线与实地的站立点至目标的连线相重合，此时地图即已标定。

（二）确定站立点

1. 直接确定

当所处位置是在明显地形点上时，只要从图上找出该地形点，站立点即可确定。

明显地形点的地物主要包括：单个的地物（如房屋、水塔、凉亭、小桥等）；线状地物的拐弯点、交叉点（呈"十"字形）、交汇点（呈"丁"字形）和端点；面状地物的中心或者有特征的边缘。

2. 利用明显地形点的地貌确定

山地，鞍部，洼地；特殊的地貌形态，如陡崖、冲沟等；谷地的拐弯，交叉和交汇点；山脊，山背线上的转折点、坡度变换点。

3. 利用综合分析确定

利用位置关系法确定站立点主要是依据两个要素：一是站立点至明显点的方向；二是站立点至明显点的距离。在地形起伏明显的地方，还可以结合高差情况进行判定。

（三）确定前进方向

定向运动每次出发时（包括途中每一段落出发），首先必须判明出发点的图上位置，明确前进方向和目标点。然后标定地图，选准前进方向，向目标点进发。

（四）折叠地图

将地图折叠成适当大小，以方便运用拇指辅行技术，并使读图时的注意力集中在即将寻找的一两个检查点上。折叠地图时应注意沿磁北线方向或沿行进方向平行折叠地图，折叠的地图大小要适中，既要方便运用拇指辅行技术，也要保证有足够的可视区域。

（五）选择路线

1. 有路不越野

在野外进行比赛时应尽量选择沿道路行进，这是因为在道路上容易确定站立点，使运动员更具信心。地面相对光滑、平坦，有利于提高奔跑速度。

2. 走高不走低

定向比赛中如果不得不越野，当目标点在半山腰，周围又没有明显地貌地物时，应选择从山顶向下寻找的方法。这就是人们常说的"从上到下法"。

3. 有障提前绕

阅读地图时要注意通观全局，特别是检查点之间有大的障碍而不易穿越时，不能等抵近障碍时再做折线绕行，而应该全面分析地貌地形，提前选择好最佳迂回运动路线。

（六）保持正确行进方向

在选择了最佳路线后，在前进过程中还要采取相应的方法，才能确保正确行进方向，安全准确到达目的地。

1. 拇指辅行法

在定向运动中常用拇指压住图上本人目前站立点的位置，把拿图手的拇指想象为自己（缩小到图中了的自己）。当向前运动时，拇指也在图上做相应移动，此种方法叫拇指辅行法。拇指辅行法主要是帮助参加者随时明确自己在图上的位置。

2. "扶手"法

"扶手"法是把实地中的线形地形，如各种道路、输电线、地类界、溪流、面状地物的边界等地物地貌，比喻为上下楼梯时的扶手，以作为行进的"引导"。利用"扶手"引领，可较为容易和安全地到达目的地。

3. 记忆法

一般要按行进的顺序，分段记住路线的方向、距离、经过的地形点、两侧的辅助物（参照物），即"人在地上跑，心在图上移"。这样可以减少途中跑时读图的时间，提高运动成绩。

第二节　野外生存

一、野外生存概述

野外生存是指人们在食宿无着落的山野丛林中求生的一种生存训练方式。人类在自然的怀抱中创造了文明，文明却正在使人类远离自然。也许是人类在远离自然的文明世界中生活得太久了，在都市文明所带来的便捷中逐渐陷入身心疲惫之后，人类便开始渴望回归自然。按捺不住这种心情的都市新潮一族，首先渴望冲出都市文明的"封锁"去和自然对话，还人类作为大自然一员的本色，表现人类最本质的能力。野外生存的兴起，正好满足了人类的这一需求。

在竞争日趋激烈的知识经济时代，科技发展日新月异，现代社会中的人们，尤其是每日穿梭于高楼大厦间的职业人士，越来越多地感受到来自社会、工作及家庭中的各种压力和挑战。他们往往感觉疲惫不堪、力不从心。参加野外生存训练可以帮助人们重新认识自我并挖掘自身潜能，能够唤起人们正视困难和挑战困难的勇气；同时在活动中树立环保意识，加强了爱护大自然和保护大自然的自觉性。

二、野外生存锻炼内容

（一）体能训练（负重登山）

每人一个背包，重 10~15 千克，徒步进行山地穿越。要求所有参训人员不许掉队，不许弃包，因为每一个人肩上的背包被视为人生的责任。

目的：体验人生的艰辛，不要轻言放弃，树立坚持到底就是胜利的信念。

（二）徒步穿越

行进在山地、林间、峡谷、溪流、小路和陡坡等地方，难度和强度各不相同，行进的总路程为 10~40 千米。要求参训人员必须共同协作、互相帮助、团结友爱，不允许有掉队的现象和出现消极言论。

目的：提高参训人员的团队协作意识和互相关爱的精神，同时给参训人员带来成就感和自豪感。

（三）野外露营

要求大家分工合作，修建营地、架设帐篷、寻找干柴、埋锅做饭、点燃篝火，最后拣拾营地附近的垃圾。

目的：使参训人员自力更生、消除懒惰，在温暖的篝火旁增进参训人员的相互了解和情感交流。

（四）攀岩

每位参训人员必须尽最大的努力攀爬上去，挑战自身极限，体验实现目标的艰辛，享受成功的喜悦。同伴的鼓励也会增强必胜的信心。

（五）速降

战胜自身的恐惧，克服心理障碍，挑战自身的心理极限。

其他锻炼内容还有定向越野、海上飞伞、溯溪探源、紧急避险、孤岛生存、识别野生植物、登山观鸟、地质考查和搜集标本等。

三、野外生存常识

（一）野外生存准备

1. 三个基本要素

野外生存准备的三个基本要素是少量、简易和保证。少量是指尽可能地少带，能不带的就不带。对食品而言，有许多是可以就地获取的。物资可一物多用，如不怕压的听装、袋装食品可当作板凳，用过的听装容器可当水杯等；简易是指携带方便但功能多样的物资，要在保证营养、热量、口味的前提下，尽可能地携带方便食品、半成品等；保证是指需要的物资一定不能少带，如粮食、工具等。

2. 野外必备物资

（1）食品

按计划计算数量，应略有富余，保证多品种、多口味。

（2）装备

帐篷、炊具、睡袋、衣物、火种、小刀及其他必备用品，如地形图、绳索、通信器材等。火种和小刀是野外生存必备的工具，没有这两样东西，在遇到危险时很难应付。火种的用途有驱寒、照明、煮食、联络等。小刀的用途有砍伐、宰杀、削割、自卫等。火种以打火机为最佳，火柴易受潮而影响使用。小刀以瑞士多用途军刀为最佳。

（3）急救包

包括以下四大类：

①燃火类：防水火柴、放大镜、火石。

②助燃类：棉花、蜡、炉子、酥油。

③工具类：针、线、鱼钩、金属丝（铜丝最佳）、刀片，要求体积小、用途多样。

④药品类：止痒、止血、消炎、抗过敏和消毒类药物。

（二）野外自卫与自救

野外自卫是指自身在野外期间受到来自外部的威胁时，采取的保护自己生命的行为。自救是指在自己的生命已经受到来自外部的伤害时，采取的救助自己生命的行为。

1. 沉着应付

主要是指心理调整，在毫无准备的情况下，突然面对来自外部的威胁，心情紧张是不可避免的。但为了自卫，必须将紧张的心情迅速调整到镇静的状态上。

2. 以己之长克敌之短

在心理调整后，迅速地想出自卫的办法。

3. 工具和技能的准备与使用

在随身携带必备工具的情况下，当遇到威胁时应尽可能地利用工具自卫，如使用绳索、小刀、火种等。一些技能在自卫的过程中也能发挥很好的作用。在被困时食物是非常重要的，而所带食品是有限的，那么要合理地分配，并坚持到营救人员到来，以保全性命。

4. 紧急求援

在孤立无援的情况下，要通过各种手段向外界发出求救信号，争取援助，如无线电呼救等。具体方法应根据当时的情况确定，在没有无线电的情况下，可利用其他方式，如火光（点燃三堆火，白天成三柱烟）、灯光、声音和人为标志等进行求助。

第三节　极限飞盘

极限飞盘自诞生之日起，在短短的40多年的发展历史中吸引了世界上无数的爱好者投身其中。极限飞盘之所以如此迷人，是因为该项运动集足球、篮球和美式橄榄球的优点于一身，更重要的是它的技术易于掌握，强调团队的配合，便于消遣。极限飞盘运动是一项团体性的竞技运动，对场上队员无性别要求，比赛中除了需要表现出速度、耐力、灵敏性和弹跳力之外，还有各种巧妙的掷盘、飞身鱼跃的接盘和默契的团队配合。

一、极限飞盘运动价值

极限飞盘是一项极具娱乐性的团体比赛项目。比赛是由双方各7名队员组成，每个队的目标是在差不多有半个足球场大小的场地内将一张飞盘传递到对方的得分区内，攻击方在对方得分区内接住盘为得1分，先得到17分的一方为获胜者（现在的比赛一般为13分制）。极限飞盘的玩法近似于足球、篮球和美式橄榄球的综合，虽然同为集体项目，但极限飞盘不允许在比赛中进行任何的身体接触，也是所有竞技运动中唯一进行自我裁判的项目。极限飞盘是一项追求公平、公正的团体竞技运动，其更强调运动员精神的培养。"极限飞盘的比赛精神"就是让所有参赛者知道如何在比赛中进行自我裁判和互相尊重。

1. 极限飞盘的比赛精神

极限飞盘是一个没有身体接触、进行自我判罚的体育运动。每个参赛的队员都有责任管理和遵守规则，依靠"极限飞盘的比赛精神"来让每个队员自觉、公正、公平地进行比赛。

2. 自我约束

只要极限飞盘的运动员不在比赛中故意犯规，不遵守规则，对于其他非恶意犯规行为，一般没有过于严厉的处罚。

3. 公正公平

比赛队员在两个队中出现矛盾时要做到公正公平，因为他们都是场上的裁判。所以在这种情况下队员需要做到以下几点。

①熟悉规则。

②公平和客观。

③诚实。

④使用文明的语言。

4. 其他

鼓励进行激烈的高水平比赛，但是绝不能无视双方队员之间的相互尊重，或是破坏比赛规则和比赛最基本的乐趣。

在极限飞盘比赛中，被认为是好的行为包括：

①当队友出现了犯规或违例行为时，应当及时给予提醒；②当对手有出色表现时，也应该给予鼓励、赞扬；③向对手进行自我介绍；④当遇到争议时，千万不要生气或着急，要保持冷静。

需要避免的违反"极限飞盘的比赛精神"的行为如下：

①危险或幅度过大的行为；②故意犯规或违例的行为；③嘲笑或欺负对方队员；④误导对方的选手将飞盘传给自己。

每个队伍都必须遵循"极限飞盘的比赛精神"，并做到如下几点：

①有责任向本队队员讲解比赛规则，倡导良好的竞技精神；②对一些有较差竞技精

神的队员给予批评和惩罚；③给予其他队伍客观的建议，使他们知道如何提高自身的竞技精神。

如果有新手不了解规则而犯规，有经验的队员就有责任向他们解答所违反的规则。有经验的队员可以观察新手或年轻选手的比赛，然后主动地教授他们一些规则和比赛的经验、建议。

在比赛中，比赛规则是由参赛队员直接执行，或者是让拥有最佳视觉角度的队员来执行。除了队长之外，不在场上的队员应该避免参与讨论。如果出现解决不了的矛盾和争议，应该把飞盘交还给前一个无争议的传盘队员。

二、极限飞盘基本技术

极限飞盘运动的基本技术主要由掷盘和接盘两大技术组成。极限飞盘技术并不复杂，但如果想成为一名优秀的极限飞盘运动员，就需要了解飞盘飞行的基本原理，并能够在不同的天气情况下，合理而又熟练地运用极限飞盘的基本技术。这里介绍极限飞盘运动的入门技术，为下一步提高技术水平打下坚实的基础。

（一）反手掷盘

反手掷盘是极限飞盘比赛中比较常用的一种传盘方式。传递的飞盘要尽量平，如果倾斜得太厉害就会造成接盘困难。反手掷盘时，右手持盘的选手右脚在前（左手持盘则相反），飞盘尽量保持在低位出手。扔出的飞盘要尽量使它旋转，以降低风对飞盘线路的影响。

（二）正手掷盘

当正手掷飞盘时，右手持盘的选手可以通过半蹲或将右腿后撤一步（左手持盘则相反）来降低重心，虽然这样不能快速地将飞盘传出，但可以使传盘更加有力量，而且还可以通过后撤一步来避开防守队员的封堵。当然，也可以不降低重心而直接将飞盘传出，这种情况往往可以有效地提高进攻速度，更好地把握战机，但是这种方法由于力量小，所以一般用于短传。

（三）双手接盘

双手接盘由于较稳定，在所有的接盘技术中也最常被使用。双手接盘包括双手夹盘、双手腰上接盘、双手腰下接盘。

（四）进攻和防守的站位与技巧

进攻和防守是组成比赛的主要元素。而站位是否合理又决定着进攻和防守质量的高低，因此，对于初级选手来说，掌握进攻和防守的站位与技巧是提高实战能力的关键。

1. 掷盘手的站位与技巧

（1）无防守传接盘练习

要求：一次正手传盘，一次反手传盘；传盘时，左右上步幅度要大，尽量传低位盘。

（2）两人模仿练习

要求：两人模仿摆脱防守掷盘练习，10次后互换。注意步法和站位。

（3）三人练习传接盘

要求：一人防掷盘手的传接盘练习，传盘失败后进行互换，失误者进行防守。

2. 防掷盘手的站位与技巧

（1）一对多人练习

要求：一人防掷盘手，注意防守反手，一轮之后进行换人练习。

（2）两人模仿练习

要求：两人模仿防守技术，10次后互换。

（3）三人练习传接盘

要求：一人防掷盘手的传接盘练习，防守成功后进行互换，失误者进行防守。

3. 接盘手的站位与技巧

（1）一对多人练习

要求：一人掷盘，多人按顺序跑动中接盘，一次反手接盘，一次正手接盘，一轮之后进行互换。

（2）三人练习

要求：一人防接盘手，接盘成功后继续，防守成功后互换。

4. 防接盘手的站位与技巧

（1）二对二练习

要求：两人一组进行攻防练习，一组进攻，一组防守，进攻失败即进行互换。

（2）三人练习

要求：一人防接盘手，接盘成功后继续，防守成功后互换。

（五）短传

短传是战术组成的基础，也是极限飞盘初级选手必备的基本技能之一。比赛中，短传的稳定性直接决定着整体控盘的能力，同时，区域间的短传配合也是调动对方防守，打开防守空间的有力武器。

比赛中，短传可以采用正手、反手和上手传，但多数情况下，掷盘手应传出弧线盘，这样可以防止防守队员的拦截。短传配合是控盘手经常运用的技术手段，掷盘手与控盘手之间穿插接应，通过直传、斜传、回传来进行飞盘的转移和控制，而控盘手也可以通过短传配合进行2~3人间的快速推进。

1. 初学者练习短传的方法

（1）两人短传练习

两人相距15米左右站立，进行各项技术的传接盘练习。

（2）两人移动短传练习

两人一组进行行进间的半场短传练习（100 米左右），传盘时要求一人正手传盘，一人反手传盘，同时注意传盘的时机和位置，到达底线后，互换位置，继续传盘返回起点。

（3）多人传盘练习

多人传盘练习，可以进行一人对多人的传接盘练习，也可以进行两组间的传接盘练习。一对多人的传接盘练习要求接盘队员接到盘后迅速掷回，并返回到排尾的位置进行轮换；两组间的多人传接盘练习要求每隔一人手持一盘，接到盘后，迅速持盘返回到排尾进行轮换。

2．提高者练习短传的方法

（1）两人短传练习

已经具有稳定传接盘技术的选手进行两人短传练习时，持盘队员传盘到接盘队员的侧方，接盘队员接到盘后迅速传回，然后持盘队员再将盘传到接盘队员身体的另一侧。要求传出的落点与接盘队员的跑位正好合拍，注意把握节奏和力度。

（2）多人传盘练习

多人传盘练习要求跑前接应，接应同时要做假定的摆脱防守，接盘队员接到盘后，迅速跑向对方队列后进行轮换。此项练习均在移动中完成，要求传盘队员把握好传盘的时机，并且传盘稳定、准确，接盘队员摆脱防守后的跑动要及时，接盘要迅速、稳定。

（3）捉兔子

捉兔子一般采用五打二的练习（人数可随机自定），持盘队员不能传盘给相邻的队员，只能传给隔一人的队员。练习中，一名防守者负责防守持盘队员，另一名防守者负责封锁传盘队员的传盘路线，争取断盘。断盘后，失误的队员进行防守，里面的一名防守者替换失误队员的位置（防守者按照先后顺序进行替换），练习继续进行，以此类推。

（六）长传

长传是战术的组成部分之一，同时也是掌握基本传接盘技术的初级选手需要进一步提高的技术。比赛中，长传是发动快攻的有力武器，也是破解密集防守很好的方法，但不宜在刮风天使用。极限飞盘比赛中，强队经常采用这种技术突破防守和得分。另外，在对方采用区域防守时，中路防守比较密集，往往可以通过长传边路，利用边锋队员的速度来打破对方的防守。掷盘手可以采用正手或反手掷出弧线盘，从高位出手，同时增加飞盘的速度，越过邻近的防守队员，防止飞盘被拦截。长传进攻需要在有把握的情况下进行，另外，还需要接盘队员有一定的身高和良好的速度，否则容易被断盘。

1．两人长传练习

两人进行远距离传接盘练习。

2．三人长传练习

一人防守，两人长传的传接盘练习。练习中，防守成功则轮换掷盘。

3．四人长传练习

二对二的练习，需要结合防守与摆脱。进攻方摆脱防守后，掷盘手迅速掷出飞盘，接盘手应判断准确、果断接盘。接到飞盘后，继续进行练习，失误后，需要轮换进攻。

第十章　形体塑身运动

形体塑身主要包括两个方面，一是健美，二是健身。健美是通过动作练习，使人体各部位的肌肉发达匀称，体格健壮且富有雕塑感的艺术美；健身是通过动作练习，使人身体健康，体质增强，生活内容更加丰富。

第一节　俯卧撑和平板支撑

俯卧撑和平板支撑是最常见的自重训练，都属于闭链运动，具有简单易学、方便操作、徒手即可完成的特点，在日常锻炼或体育课以及军事训练中都是重要的基础性体能训练。然而这两项动作都属于多关节、多肌群参与的运动，虽然看似简单，但其中的细节往往容易被忽视，如果在错误的模式或姿势下进行，可能会造成运动损伤或姿势异常。

一、俯卧撑的动作要领及纠错

（一）俯卧撑的简介

动作名称：俯卧撑，英文称 push-up，又称伏地挺身或掌上压。

训练方式：自重

设计原理：阻力向下，在对抗阻力向上的运动过程中，肩关节完成水平屈的动作，肘关节完成伸的动作，三角肌前束和胸大肌在向心收缩时有使肩关节水平屈的功能，肱三头肌在向心收缩时有使肘关节伸的功能，所以这个动作可以有效地训练三角肌前束和胸大肌以及肱三头肌。另外，在完成动作的过程中，肩胛骨完成了前伸与后缩，脊柱在脊柱伸肌的作用下，始终保持伸和自然的生理曲度。

（二）动作要领和动作轨迹

身体俯卧，双手与脚尖着地，下肢伸直，收腹挺胸下颌微收，腰背挺直，从侧面看，耳肩髋在同一直线上，双手位于肩的正下方，前臂垂直于地面，上臂与躯干的夹角以及上臂与前臂的夹角都应接近 90°。动作由下向上，向上时，呼气 2~4 秒，肩关节水平屈，肘关节自然伸直，将身体撑起；向下时，吸气 2~4 秒，肩关节水平伸，肘关节屈，胸大肌和肱三头肌充分收缩，还原到大小臂接近 90°，保持胸大肌和肱三头肌张力不消失。

（三）常见的错误动作模式

在完成动作的过程中，可能出现塌腰，即肚脐向地面靠近，腰曲变大，骨盆前倾，主要是由于前方的腹部肌肉力量薄弱，不能维持耳肩髋在同一直线上。出现塌腰时危险性较高，由于腰椎间盘前方的纤维环厚，后方的纤维环较薄，当骨盆后倾，腰曲突然变大，应力集中在椎间盘的后方，可能损伤纤维环的完整结构，并且有可能造成椎管压力过大。

在完成动作的过程中，手的支撑不稳，前臂无法保持与地面垂直，主要是由于手的支撑面过软或屈腕肌的伸展性较差。可能出现的危险是在下落的过程中屈腕肌肌腱损伤以及腕关节关节盘损伤。

在完成动作的过程中，出现耸肩，即肩胛骨向耳的方向靠拢，由于前锯肌力量不足以稳定支撑肩胛骨前伸，斜方肌等使肩胛骨上升的肌肉代偿性收缩，这可能导致冈上肌前移，造成肩峰下撞击综合征。

（四）避免损伤的有效方法

完成俯卧撑时应该注意以下事项，可以有效避免损伤：
①不能塌腰，收紧腹部，腹直肌充分收缩，骨盆后倾。
②不能耸肩，肩胛骨始终下沉。
③手掌支撑的接触面坚固，不能过于柔软，前臂应该与地面垂直。
④肘关节不能过伸，可以保持微曲。

二、平板支撑的动作要领及纠错

（一）平板支撑的简介

动作名称：平板支撑，英文称 plank。
训练方式：自重
设计原理：阻力向下，在对抗阻力的运动过程中，脊柱和骨盆维持中立位置，腹直肌和腹横肌等长收缩时有使脊柱和骨盆维持中立位置的功能，所以这个动作可以训练腹直肌和腹横肌。

（二）动作要领和动作轨迹

俯卧于训练垫，躯干自然伸直，收腹挺胸，下颌微收，从侧面看，耳肩髋膝在同一直线上，屈肘 90°，以前臂和脚尖支撑训练垫，腹直肌充分收缩，保持躯干和骨盆的中立位，均匀呼吸，不能憋气。

（三）常见的错误动作模式

和俯卧撑一样，塌腰的动作将会使骨盆前倾，腰曲变大，腹直肌力量薄弱的训练者，难以使骨盆维持在中立位置上，这样将会造成腰椎局部压力过大，损伤关节盘和软组织。

在维持躯干抬离地面时，由于腹直肌力量薄弱，可能会采取过度屈髋、臀部抬高的代偿模式，可能会造成髂腰肌过度紧张，造成姿势异常。

（四）避免损伤的有效方法

完成平板支撑时应该注意以下事项，可以有效避免损伤：

①不能塌腰，收紧腹部，腹直肌充分收缩，骨盆后倾，始终使腰椎保持在中立位上。

②避免过度屈髋，保持从侧面看耳肩髋膝始终在同一直线上。

③不要一味追求支撑时间，达到力竭时休息，避免使用错误姿势代偿。

三、俯卧撑和平板支撑的优势与缺陷

（一）俯卧撑的优势与缺陷

1. 优势

俯卧撑的目标肌群为胸大肌、肱三头肌、三角肌前束、前锯肌、躯干稳定肌群以及一部分踝关节背伸肌。俯卧撑可以增强目标肌群的力量、耐力和协调能力，并且可以提高心肺耐力。与同样训练胸大肌和肱三头肌的杠铃卧推等动作相比，俯卧撑可以更好地刺激到躯干肌群，并且更具有安全性。

2. 缺陷

俯卧撑推起的重量往往不超过自身体重，与杠铃卧推相比，进行力量训练时具有局限性，如果目标重量超过自己的体重（如杠铃卧推可超 100 千克），仅通过俯卧撑难以达到目标。

俯卧撑对于上背部的肩关节外旋肌和肩关节伸肌作用较小，如果仅进行俯卧撑训练，可能会造成肌肉拉力的失衡，造成体态异常，如上交叉综合征。

俯卧撑时手掌始终支撑地面，体重过大的训练者可能会损伤腕关节关节盘。

（二）平板支撑的优势和缺陷

1. 优势

平板支撑作为耐力性等长收缩的运动方式，有利于增强腹直肌、腹横肌等肌群的耐力，可以增加腹压，对于腹压低的产后妇女以及术后患者具有增强腹压的作用，与悬垂举腿等腹部训练动作相比难度更低。

2. 缺陷

作为以等长收缩为主的运动方式，与动力性运动如仰卧卷腹或悬垂举腿相比，难以训练爆发力。进行俯卧位的支撑对于屈髋肌群刺激较强，对于伸髋肌群如臀大肌的刺激较弱，只进行平板支撑训练可能会造成肌肉拉力失衡。

第二节　居家 HIIT

HIIT 是 High-intensity Interval Training 的缩写，意思是高强度间歇性训练，在高强度运动之间穿插低强度运动或者稍事休息，这是一种有氧和无氧运动相结合的运动方式，是一种在短时间内进行全力、快速、爆发式锻炼的训练方法。HIIT 通过短暂高强度的运动和休息的交替重复进行，能在单位时间内达到非常高的能量消耗效果，在短期内提高心率，并且燃烧更多热量。

运动前一定要做热身活动，避免损伤。建议重点拉伸腿部，比如做左右侧弓步、前后弓步、体前屈等动作。

一、HIIT 动作

下面详细介绍几个 HIIT 动作，包括原地前后跑、原地开合跳、深蹲、俯身触脚踝、高抬腿触膝、胯下击掌、站姿交替提膝收腹、深蹲前踢。任选 4~5 个动作为一组，每个动作 30 秒，间歇 10 秒，每组间歇 30 秒，建议做 2~3 组。

（一）原地前后跑

身体稍前倾，膝关节放松，类似原地跑；前后变换跑动，两臂前后摆动配合两腿动作；前后跑要求步幅小，频率快而放松。

（二）原地开合跳

身体保持直立，抬头挺胸，双手自然垂放于身体两侧；用力向上跳起，同时双脚向两侧张开，双臂伸直以肩为轴，向头上方转动；跳到最高处时双手击掌，此时双手和双腿都应该是笔直的；双脚着地时，应脚尖先落地同时膝盖微屈，如此反复。

（三）深蹲

两脚开立，与肩同宽，两臂向前平举，脚尖与膝盖方向一致；缓慢下蹲时收紧腹部，臀部紧张，腰背平直，膝盖不要超过脚尖，直至大腿与地面保持平行；双腿发力，恢复初始状态。

（四）俯身触脚踝

身体保持直立，双手自然垂放于身体两侧；右脚向右跨至同肩宽，左脚向右后伸出的同时俯身用左手触摸右侧脚踝，注意背部的平稳，不要驼背；做完一侧起身，接着做另一边，交替重复。

（五）高抬腿触膝

上体正直或稍前倾，两侧胳膊水平屈肘放置腰间位置，手指向前，手心向下；大腿积极向前上摆到水平，并稍稍带动同侧髋向前，大小腿尽量折叠，脚跟接近臀部，尽量每次触到手掌；在抬腿的同时，另一腿的大腿积极下压，直腿足前掌着地，两腿交替重复。

（六）胯下击掌

身体直立状态下，大腿带动小腿尽量抬高，抬到最高处时双手顺势由平举至下完成胯下击掌动作；落下还原平举，抬腿击掌，两只腿交替进行。

（七）站姿交替提膝收腹

双手轻放在耳后，双脚分开站立；左膝抬高，主动俯身，同时身体扭转，用右手肘去碰左膝，还原，然后换另外一侧；发力时呼气，还原时吸气，腹部有收缩挤压感。

（八）深蹲前踢

先按照深蹲的动作要领做一个深蹲，以右脚前踢为例，深蹲站起时重心移至左脚，右脚准备前踢，膝关节上提时大小腿折叠，膝关节夹紧，小腿和踝关节放松，绷脚背，大腿带动小腿有弹性地向前踢出去，踢腿时顺势往前送髋；再深蹲站起时重心移至右脚，左脚前踢，重复依次交换。

二、拉伸练习

做完之后记得要做拉伸练习，下面介绍几个简易的拉伸练习。

（一）肩部拉伸

双脚站立与髋同宽，双膝微弯。将左手向右越过身体，手肘微弯，并以右臂固定于左手前臂，然后让左手臂向身体靠，直到感觉到肩膀的肌肉有牵伸感。保持 15~20 秒，换边再重复相同动作。

（二）腹部拉伸

俯卧在瑜伽垫上，腿部完全贴紧地面，双手将上半身撑起，均匀发力拉伸腹部，挺胸，全程保持均匀呼吸，整个腹部有牵拉感，保持 15~20 秒。

（三）大腿前侧拉伸

拉伸腿向后弯曲脚底指向天空，同侧的手向后捉住拉伸腿的脚踝处，将脚踝拉向臀部，保持身体直立和抬头；保证有酸胀感，保持 15 秒以上，重复拉伸另一腿。

（四）小腿后侧拉伸

面对墙约一步的距离站立，将右脚脚掌抵墙，身体靠近墙壁，让小腿后侧有温和的拉伸感，保持 20~30 秒，换另一侧。

第三节　大众健美操

大众健美操是一项融体操、音乐和舞蹈于一体，通过徒手或使用健美器械，达到健身和愉悦身心的一种新兴体育项目，是促进锻炼者身心健康的手段，是音乐与动作的完美结合，它具有横跨体育、文学、教育、医学四大领域的特征，在运动的基础上培养人体的健康美，具有重要的体育价值。健美操起源于传统的有氧健身运动，是有氧运动的一种，它经常采用徒手或轻器械进行练习，是在氧供应充足的情况下，以人体有氧系统提供能量的一种运动形式，其运动特征是持续一定时间的中低强度全身性运动，是有氧耐力的基础。健美操不仅突出动作"健"与"力"，而且更强调"美"。它将人体语言艺术和体育美学融为一体，使健美操成为一个极具观赏性的体育运动项目。健美操以其生动活泼、轻松自如、随心所欲的运动形式早已被大众所接受。

一、健美操分类

健美操分为竞技健美操和大众健美操两大类。大众健美操以有氧运动为主，锻炼形式多种多样，如拉丁操、搏击操和水中健身操等，适合大众练习。竞技健美操是一种更高层次的健美操运动，更具有观赏性。它比大众健美操更加激烈，更能体现出力与美结合的特色（见表 10-1）。近几年，中国健美操水平也在迅速发展，竞技健美操已纳入了体育竞赛项目。

表 10-1　健美操分类

分类		内容
竞技健美操	自编竞技健美操	男子、女子单人操 混合双人操 三人、集体五人操、有氧舞蹈、有氧踏板操
	规定竞技等级健美操	成年组 青少年组

续表

分类			内容
大众健美操	徒手健美操	一般健美操	传统有氧健美操
		不同风格健美操	搏击操、拉丁操、街舞健身操
	表演性健美操	器械健美操	踏板操、哑铃操、橡皮筋操、健身球操
		特殊场地健美操	水中健美操、固定器械健美操

二、健美操运动价值

健美操是一项全面促进身心健康的运动。第一，有利于促进心血管系统的健康，经常参加健美操锻炼的人心脏容积指数显著大于没有参加锻炼的人。第二，吸氧量有明显的增加，有助于向脑细胞及机体供氧。第三，有利于改善新陈代谢，减少脂肪堆积，延缓血管硬化。

三、健美操动作要领

健美操的基本动作由基本手型、基本步法和上肢动作组成。

（一）基本手型

1. 掌

包括分掌、并掌、花掌、立掌（见图10-1）。

①分掌：五指用力分开，手腕保持一定的紧张程度。

②并掌：五指并拢伸直。

③花掌：又名西班牙手型。分掌的基础上，从小指一侧内旋，形成一个扇面。

④立掌：手掌用力上屈，五指指关节自然弯曲。

2. 拳（实心拳、空心拳）

四长指握拳，拇指第一关节扣在食指与中指的第二关节处（见图10-1）。

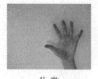   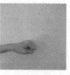

分掌　　　并掌　　　花掌　　　立掌　　　拳

图10-1　基本手型

3. 指

一指、剑指、响指。

①一指：拇指与中指、无名指、小指相叠，食指伸直。

②剑指：拇指与无名指、小指相叠，中指与食指并拢伸直。

③响指：无名指、小指屈，拇指与中指用力摩擦打响。

4．舞蹈手型

引用拉丁舞、西班牙舞、芭蕾舞等手型。

（二）基本步法

健美操的基本步法是根据人体运动时对地面的冲击力大小而划分的，包括低冲击力步法、高冲击力步法和无冲击力步法。

1．低冲击力步法

低冲击力步法包括四大类：踏步、点地、迈步和抬腿。

①踏步类：基本步法主要有踏步（见图 10-2）、走步（见图 10-3）、"一"字步（见图 10-4）、"V"字步（见图 10-5）和漫步（见图 10-6）等。

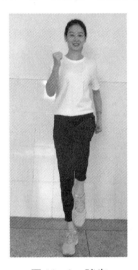

图 10-2　踏步

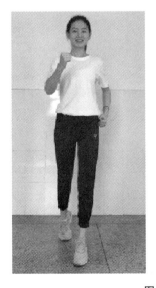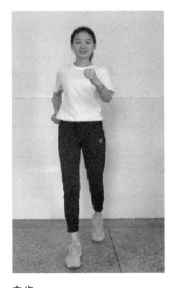

图 10-3　走步

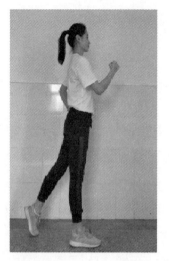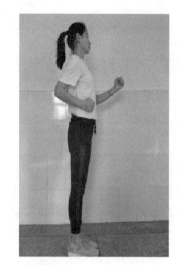

图 10-4 "一"字步

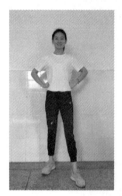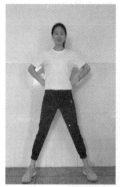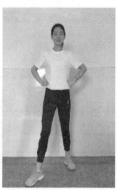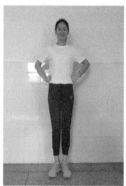

图 10-5 "V"字步

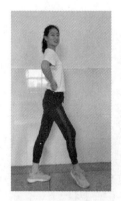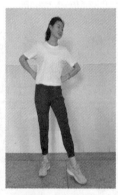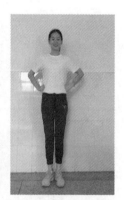

图 10-6 漫步

②点地类：基本步法主要有脚尖点地（见图 10-7）、脚跟点地（见图 10-8）和向侧点地（见图 10-9）。

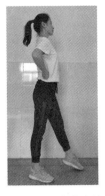
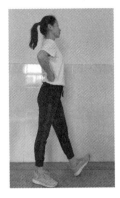
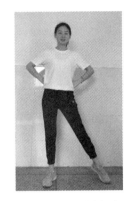

图 10-7　脚尖点地　　　　图 10-8　脚跟点地　　　　图 10-9　向侧点地

③迈步类：基本步法主要有并步（见图 10-10）、迈步屈腿（见图 10-11）、迈步吸腿（见图 10-12）、迈步踢腿（见图 10-13）和交叉步（见图 10-14）等。

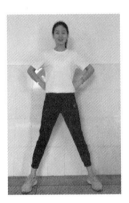
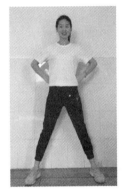

图 10-10　并步　　　　　　　图 10-11　迈步屈腿

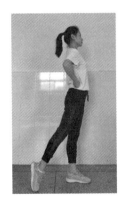
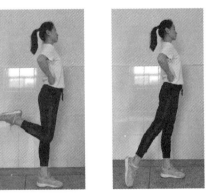
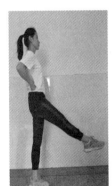

图 10-12　迈步吸腿　　　　　图 10-13　迈步踢腿

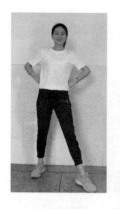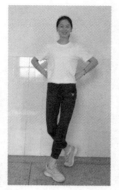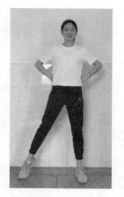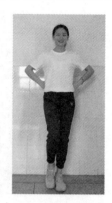

图 10-14 交叉步

④抬腿类：基本步法主要有吸腿（见图 10-15）、踢腿（见图 10-16）、弹踢腿（见图 10-17）和后屈腿（见图 10-18）等。

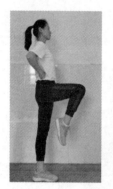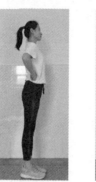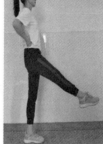

图 10-15 吸腿　　　　　　　　图 10-16 踢腿

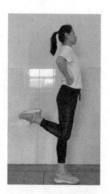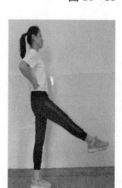

图 10-17 弹踢腿

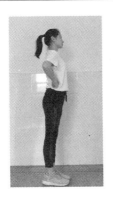
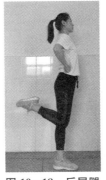
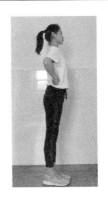

图 10－18　后屈腿

2. 高冲击力步法

高冲击力步法包括四大类：迈步起跳、双脚起跳、单脚起跳、后踢腿跑。

①迈步起跳类：基本步法有并步跳（见图 10－19）、迈步吸腿跳（见图 10－20）和迈步后屈腿跳（见图 10－21）等。

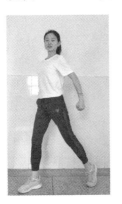
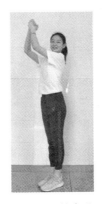
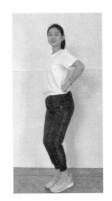

图 10－19　并步跳

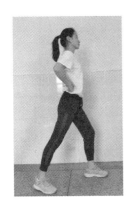
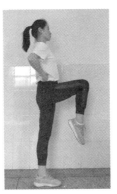
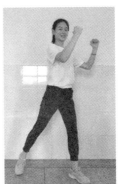
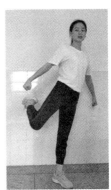

图 10－20　迈步吸腿跳　　　　　　图 10－21　迈步后屈腿跳

②双脚起跳类：基本步法有并立纵跳（见图 10－22）、开合跳（见图 10－23）、小马跳（见图 10－24）和弓步跳（见图 10－25）等。

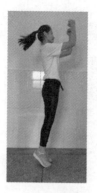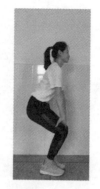

图10－22 并立纵跳

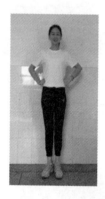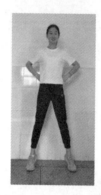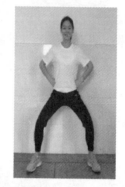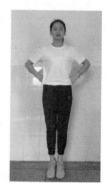

图10－23 开合跳

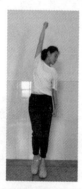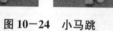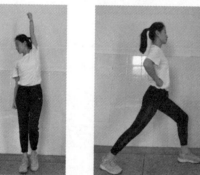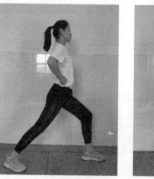

图10－24 小马跳　　　　图10－25 弓步跳

③单脚起跳类：基本步法有钟摆跳（见图10－26）和踢腿跳（见图10－27）等。

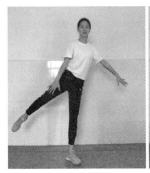
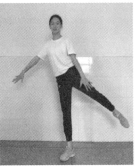
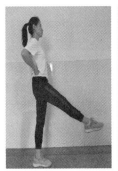
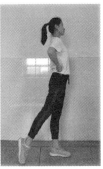

图 10—26　钟摆跳　　　　　　　　　　　　　　图 10—27　踢腿跳

④后踢腿跑（见图 10—28）。

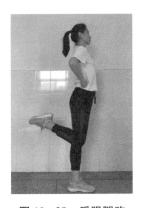

图 10—28　后踢腿跑

3. 无冲击力步法

无冲击力步法是指双脚不离开地面的动作，包括双膝弹动（见图 10—29）、半蹲（见图 10—30）、弓步（见图 10—31）和提踵（见图 10—32）等。

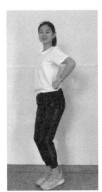
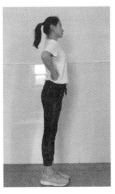
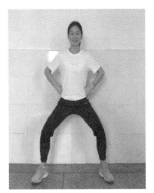
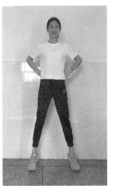

图 10—29　双膝弹动　　　　　　　　　　　　　　图 10—30　半蹲

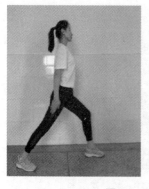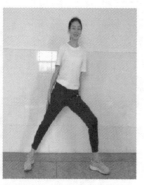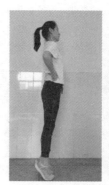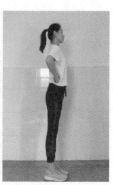

图 10-31　弓步　　　　　　　　　　　　　图 10-32　提踵

（表演者：刘丽）

四、健美操动作要领及纠错

1. 基本手型的错误

并掌时大拇指翘起。

纠正方法：多进行基本手型的练习，由静到动。

2. 常见下肢动作错误

①开合跳：膝关节弯曲与脚尖方向不一致，落地未进行缓冲。

纠正方法：开始时放慢速度，第一拍做完停顿，纠正自己动作再进行练习。

②踢腿：脚尖未绷。

纠正方法：先运用微微点地绷脚尖的方法练习。

③吸腿跳：脚尖未绷，膝关节弯曲小于90°，脚尖内扣或外翻。

纠正方法：慢慢提高抬腿的高度，上体保持直立，注意自己的动作是否正确。

④弓步跳：重心前倾，后腿弯曲，后脚跟着地。

纠正方法：做到大腿蹬直。

五、健美操运动竞赛规则

（一）健美操运动场地

1. 大众健美操

比赛场地为12米×12米的地板或地毯，赛台高80～100厘米，有背景遮挡。

2. 竞技健美操

比赛场地呈正方形，四周用宽5厘米的白色标志带圈定，带宽包括在场地面积之内。场内为地板或铺地毯。男子3人、女子3人、混合6人场地边长为12m；男子单人、女子单人、混合双人场地边长为9m。比赛场馆高度至少8米，有足够的灯光照明（750勒克斯）。场地周围至少有1米宽的安全区。裁判员座席靠近赛区一边，排成一排。裁判员之间距离 1 米宽。

（二）健美操运动比赛规则

不得擅自更改成套音乐；对多余的托举及难度动作减分；20 秒未出场减分；服装错误减分；对于弃权以及严重违背国际体联章程的取消比赛资格。

第四节　健美

一、健美运动概述

健美运动是通过徒手或利用杠铃、哑铃、壶铃、拉力器以及特制的综合力量练习架等器械，利用专门动作方式和方法进行锻炼来发展肌肉、增长体力、改善形体和陶冶情操的运动项目。健美是与人的形体美密切相关的，是形体美的基础。人体有对称的造型、均衡的比例、流畅的线条、坚强的骨骼、匀称的四肢、丰满的躯体、弹性的肌肉、健康的肤色等，是形体美不可缺少的条件。健美还要求具有充沛的精神、愉快的情绪、青春的活力。

在 2000 多年前的古代奥林匹克运动会上，古希腊人将全身涂上橄榄油，进行裸体角逐，以显示其身体的健美。近代健美运动是 19 世纪末在欧洲兴起的，由德国的体育家尤金·山道首创，并于 1901 年 9 月 4 日在英国举办了世界上第一次健美比赛。山道对健美运动起到了很大的推动作用，被人称为"健美运动的鼻祖"。1949 年，加拿大人韦德兄弟创建了国际健美联合会，该联合会是国际体育联合会排名第六位的单项运动协会，每年定期举办洲际、世界业余和职业健美比赛。

二、健美运动训练方法

针对人体不同部位的健美运动，其方法均有所不同。

（一）腿部肌群

双腿是人体的基座，承担着整个身体的重量，如两腿无力，将会给日常生活和工作带来不便，更谈不上健美。人的衰老从腿开始，两腿无力，行走活动减少，会导致心肺功能下降，所以应重视腿部肌群的锻炼。

1. 股四头肌、臀大肌

（1）负重深蹲

在做动作的过程中，应始终抬头、挺胸、收腰，使杠铃垂直上升，注意力集中在股四头肌、臀大肌上（见图 10-33）。

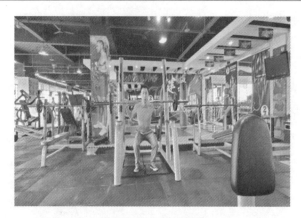

图 10－33　负重深蹲

（2）跨举

下蹲和起立时，腰背要挺直，两臂伸直，不得屈臂和耸肩。起立时应完全靠腿部力量。屈膝下蹲时，不可突然下蹲，应以股四头肌、臀大肌的力量控制杠铃缓缓下降，注意力集中在股四头肌、臀大肌上（见图 10－34）。

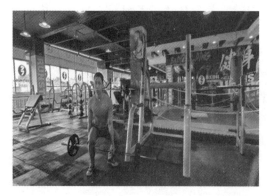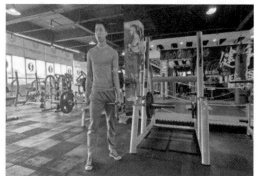

图 10－34　跨举

2．股二头肌

（1）俯卧腿弯举

做俯卧腿弯举时，腹部要始终紧贴凳面，臀部不能撅起，注意力集中在股二头肌上（见图 10－35）。

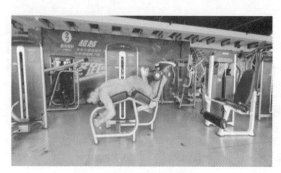

图 10－35　俯卧腿弯举

（2）立姿腿弯举

做动作不可太快，待股二头肌极力收缩后稍停，再缓缓放下。注意力集中在股二头肌上（见图10－36）。

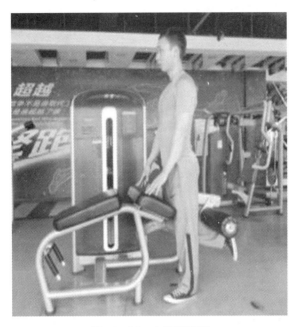

图10－36　立姿腿弯举

3．小腿肌群

（1）立姿提踵

做动作时，要保持重心稳定，下降时，脚跟要低于垫木面。注意力集中在小腿肌群上（见图10－37）。

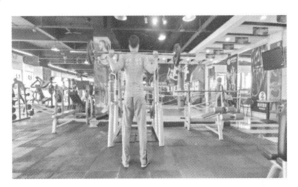

图10－37　立姿提踵

（2）坐姿提踵

在做动作的过程中，杠铃横杠的位置要正对脚跟，脚跟下降时，要低于垫木面。注意力集中在小腿肌群上（见图10－38）。

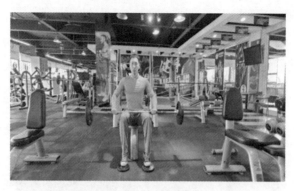

图 10-38　坐姿提踵

（二）胸部肌群

胸部肌群包括位于胸前皮下的胸大肌、位于胸廓上部前外侧胸大肌深层的胸小肌和位于胸廓外侧面的前锯肌。在锻炼胸肌时，需要采用不同的动作、角度来对胸肌进行不同的刺激，才能将胸部肌肉练得既发达又有线条。

1. 杠铃平卧推举

要求上推路线要垂直。注意力集中在胸大肌上（见图 10-39）。

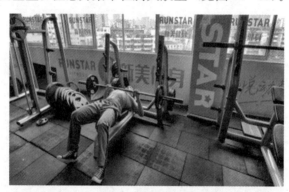

图 10-39　杠铃平卧推举

2. 仰卧飞鸟

要求肩、肘、腕始终在同一垂直面内。注意力集中在胸大肌和三角肌前束上（见图 10-40）。

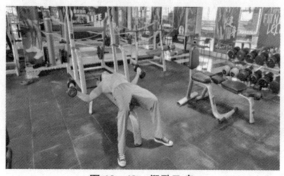

图 10-40　仰卧飞鸟

（三）背部肌群

背部肌群主要由上背部斜方肌、中背部背阔肌和下背部骶棘肌三部分组成。强壮发达的背部肌肉使上体呈"V"字形，并能使腰背挺直，塑造良好的体形。

1. 直立耸肩

在做动作的过程中，两臂不得上提杠铃，臂部和两手仅起固定杠铃的作用。耸肩时，不得弯腰、弯背。注意力集中在斜方肌上（见图 10-41）。

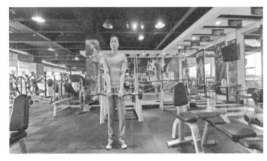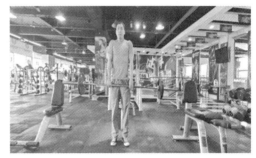

图 10-41 直立耸肩

2. 单杠引体向上

在动作过程中，身体不能摆动，向上拉时不能用蹬腿力量，拉得越高越好。注意力集中在背阔肌上（见图 10-42）。

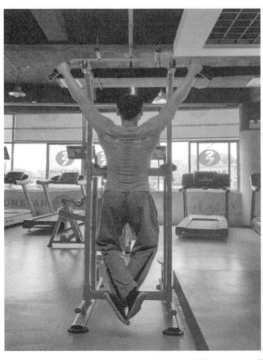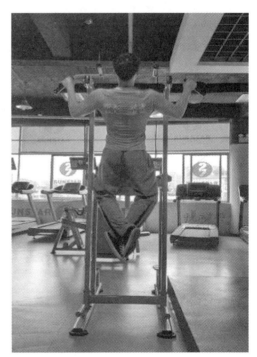

图 10-42 单杠引体向上

（四）肩部三角肌

肩部是否健美，主要看三角肌发达与否。三角肌位于肩部皮下，呈三角形，底向上，尖向下，从前后外侧包裹着肩关节，它的最前部和最后部的肌纤维呈梭形，而中部肌纤维呈多羽状，这种结构使三角肌具有较大力量。

1. 颈前推举

要求上体保持正直，不得借助腰、腿力量。注意力集中在三角肌前束上（见图10—43）。

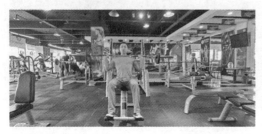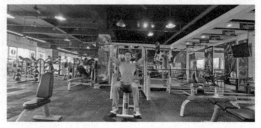

图 10—43　颈前推举

2. 颈后推举

要求两肘始终保持外展，杠铃垂直向上推。注意力集中在三角肌后束上（见图10—44）。

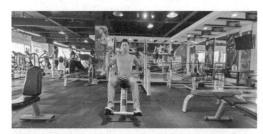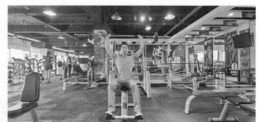

图 10—44　颈后推举

（五）臂部肌群

臂部肌群分为上臂肌和前臂肌。上臂肌主要是肱肌、肱二头肌和肱三头肌。前臂肌主要是旋前圆肌、屈手肌、伸手肌和手肌。

1. 杠铃弯举

弯臂时，上体切忌前后摆动。注意力集中在肱肌、肱二头肌上（见图10—45）。

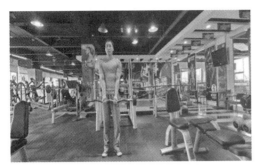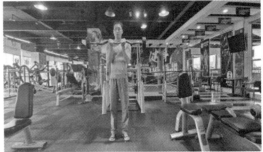

图 10-45 杠铃弯举

2. 反握引体向上

在上拉过程中,不得借助腰腹的振摆来做动作。注意力集中在肱二头肌上(见图 10-46)。

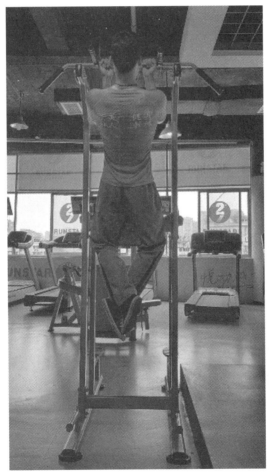

图 10-46 反握引体向上

3. 反握腕弯举

手腕向上弯曲时,要尽量收缩前臂肌。注意力集中在前臂屈肌群上(见图 10-47)。

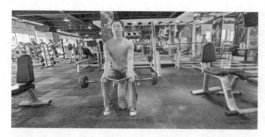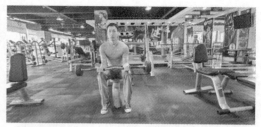

图 10-47　反握腕弯举

（六）腹部肌群

腹部肌群由腹直肌、腹外斜肌、腹内斜肌构成。

1. 单杠悬垂举腿

做动作时不得借助身体摆动的助力。注意力集中在下腹部（见图 10-48）。

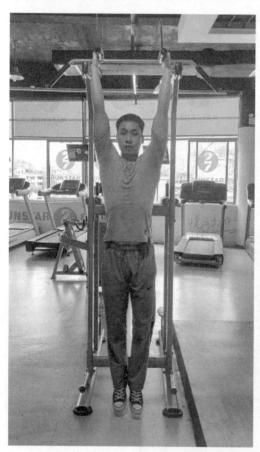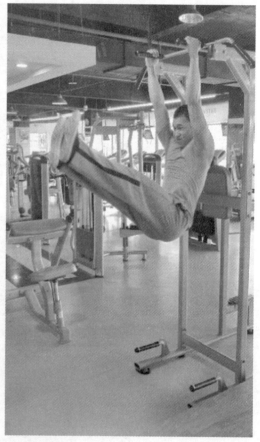

图 10-48　单杠悬垂举腿

2. 仰卧起坐

做上体前屈时动作要慢，不得后仰助力。注意力集中在腹直肌上（见图 10-49）。

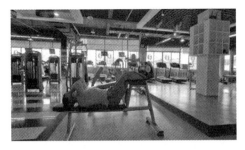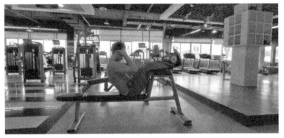

图 10-49　仰卧起坐

（表演者：张自豪）

三、健美运动锻炼理论

锻炼肌肉的方法是通过抗阻训练，肌纤维会变得更加强健，肌肉隆起，使肌肉线条更清晰。对于肌肉要单独进行训练，要使用重器械、可调节重量器械，如拉力器等。初学者建议使用韦德训练法中的强化训练技巧，如动作到位、顶峰收缩、多次数训练等，再与其他训练方法结合起来，效果会非常显著。自由地调节重量器械，会使肌肉更好地对重量做出反应。为了使某一部分肌肉与其他肌肉成比例，自由调节重量器械更为适合。使用器械可以对肌肉进行单独训练，使肌肉更加健壮。

（一）锻炼要求

动作要到位，在锻炼中，要使所练肌肉得到完全收缩和伸展。要认真地完成好每一个动作，不要只做其中一个部分，手举到最高点时，要用力保持 5 秒，使肌肉达到顶峰收缩。用力控制住器械，不要随意放下。当动作达到最高位时，要控制好器械，不要有借力动作，借力动作对肌肉训练没有帮助，所以千万不能用借力动作。在训练的过程中，做到连续刺激。在举起器械的整个过程中，动作要平稳，不仅要控制好动作，还要使所练的肌肉处于顶峰收缩状态。在训练中，除所练肌肉保持紧张外，其他部位应保持放松状态。在训练某一块肌肉时，一定要把注意力集中在自己的肌肉上，要知道自己是在锻炼肌肉而不是在举重，所以不要想举的重量和其他东西，只需注意所练的肌肉是如何在运动中收缩和伸展。

（二）锻炼原则

1. 肌肉锻炼隔天做

肌肉锻炼最怕勉强和停歇，在勉强的情况下肌肉容易受伤。同样，2~3 天之后，如果没有运动的刺激，前一段时间的运动效果会逐渐消退。因此，一般应隔天进行肌肉练习。对于每周有 3 次锻炼时间的健身者，可以把身体分为几个组合进行锻炼，每次一个大肌肉群加上一个小肌肉群，把每个肌肉群都练到。例如，周一可以锻炼胸肌和肱三头肌，周三锻炼背部的肌肉和肱二头肌，周五锻炼腿部、肩部的肌肉，周二、周四、周六不进行肌肉锻炼，让肌肉得到充分的休息和营养补充。

2. 肌肉要交替训练

肌肉力量与体积的发展与训练强度紧密相关，交替练习更有利于肌肉体积和力量的增长。例如，在卧推和肱三头肌下推练习中，肱三头肌是原动肌。练习者做完卧推后立即做肱三头肌下推练习，能克服 30 千克的阻力。若在两组练习间完成一组站立肘屈伸练习，那么再做下推练习时就能克服 34 千克的阻力，因为疲劳的肱三头肌得到了一定的恢复。训练者若有意对同块肌肉进行连续刺激，那就要注意间歇时间必须充足。

锻炼肌肉是很简单的，重复地举放重物就可以锻炼出肌肉，但要注意改善细节和避免错误，就可以在最短的时间内锻炼更多的肌肉，同时还能避免运动带来损伤的危险。

（三）力量训练的四大误区

误区一：每个动作重复 8~12 次。这个误区是建立在"在最佳范围内锻炼肌肉"的理论上，但事实上，使用此方法会使肌肉在中等强度下持续中等量的时间，这样会妨碍肌肉的最大生成量。因为肌肉的形成需要经历高强度和大重量的刺激，这样才会使肌纤维增粗，而同重量长时间的训练只会提高肌肉耐力。

误区二：每个练习做 3 组。在力量保持不变的情况下，一个动作重复的次数越多，需要做的组数就越少，反之亦然。保持锻炼的总量，不必在意每组重复多少。如果可以重复 8 次或 8 次以上，那样可以做 3 组左右的动作；如果重复仅有 3 次，那么至少要做 6 组动作。

误区三：每个肌肉群做三四组动作。不要把注意力放在不同动作的运动次数上，一共重复 25~50 次就足够了。也就是说，五组动作重复五遍（25 次）或 2~3 组动作每组重复 15 次（30~45 次）。

误区四：举哑铃时一定要提臀。举哑铃能够锻炼背部肌肉，当背部酸痛时会延伸至横向腹腔肌肉，而横向腹腔肌肉是维持脊柱稳定肌肉群的一部分。但肌肉运动的作用是稳定脊柱，是否有效果主要取决于是哪项运动，横向腹腔肌肉不一定总是最重要的。

第五节　瑜伽

瑜伽起源于印度，距今有五千多年的历史，被人们称为"世界的瑰宝"。瑜伽发源印度北部的喜马拉雅山麓地带，古印度瑜伽修行者在大自然中修炼身心时，无意中发现各种动物与植物天生具有治疗、放松、睡眠或保持清醒的方法，患病时能不经任何治疗而自然痊愈。于是古印度瑜伽修行者根据观察动物的姿势、模仿并亲自体验，创立出一系列有益身心的锻炼系统。瑜伽不只是一套流行或时髦的健身运动，瑜伽是一个非常古老的能量知识修炼方法，集哲学、科学和艺术于一身。瑜伽姿势运用古老而易于掌握的技巧，改善人们生理、心理、情感和精神方面的能力，是一种达到身体、心灵与精神和谐统一的运动方式，包括调身的体位法、调息的呼吸法、调心的冥想法等，以达至身心的合一。

一、运动价值

有效调节内分泌系统，促进人体健康。提高身体的柔韧性，塑造身体自然美的线条。消除忧郁情绪，预防疾病的产生。改善内脏功能，有辅助治疗的作用。

二、基本技术

（一）基本姿势

1. 基本站姿（山式站立）

基本站姿是所有瑜伽站姿的起始动作。双脚并拢，大脚趾与小脚趾压地，其余脚趾自然伸展即可，大腿肌肉收紧内旋，膝关节收紧上提，腹肌收紧，双肩下沉，胸腔打开，腰背挺直，下巴平行于地面，眼看前方。感受头顶天、脚踩地的感觉。

2. 常用坐姿

瑜伽坐姿要求腰背立直，胸腔不受压迫，肺泡可以充分扩张，使气息下沉，增强肺活量；脏器不受挤压，可以顺利完成血液循环；有助于消化，保持体态，肌肉放松，双膝下沉。

（1）简易坐

右脚脚心向上，脚背着地，放于左大腿（根部）下方；左脚脚心向上，脚背着地，放于右大腿（根部）下方。双脚脚踝交叉，双膝下沉，放松。腰背挺直向上，双肩、双臂放松下沉，下颌微收，拉长整个脊柱。双手搭放于膝盖上，两大腿和膝盖放松下沉。

（2）平常坐坐姿（至善坐）

左脚跟抵住会阴，右脚置于左脚跟前，脚背着地，双脚脚跟前后在一条直线上。这个坐姿很稳很舒服。小腿可以贴在地面上，形成等边三角形。

（3）半莲花坐

左脚脚心向上，脚背着地，放于右大腿内侧下方；弯曲右小腿将右脚放于左大腿上面。这时头、颈、躯干保持在一条直线上。保持这个坐姿，感到不舒服时，可以交换两腿的位置继续练习。

（4）莲花坐

双手握住右脚把它放在左大腿上面，脚跟位于肚脐区域下方；双手握住左脚把它放在右大腿上面，两脚心朝上，脊柱保持挺直，两膝关节尽量保持贴地，也可交换两腿位置重复练习。如果两膝和两腿感到难受，应立刻停止练习。

（5）雷电坐

双膝跪地，两小腿胫骨和脚背平放于地面。两膝靠拢，两大脚趾相互交叉，脚跟向外侧展开。后背挺直，将臀部坐在分开的双脚之间。

（二）瑜伽手印

手印是修炼瑜伽时手的姿势，是手部的瑜伽，在冥想和调息的练习中具有重要意义。常用的瑜伽手印有四种，不同的手印对身心的影响不同，但都有助于净化心灵。

1. 智慧手印

手掌向上，大拇指与食指相扣，其他三指自然伸展。此手印代表人与自然合一，可以让人很快进入平静的状态。

2. 能量手印

无名指、中指和大拇指自然相扣，其他手指自然伸展。此手印可以排除体内的毒素，消除泌尿系统的疾病，调节大脑平衡，让人更有耐心，充满自信。

3. 生命手印

大拇指、小指、无名指相扣，其他两指自然伸展，可增强人的活力。

4. 双手合十手印

双手合十手印即阴阳平衡手印，双手合十，放在胸前，手掌之间要留下一些空间，意味着身体和心灵的合一、大自然和人类的合一。此手印可以增加人的专注力。

（三）瑜伽呼吸

呼吸是生命存在的根本，但是有很多人并不知道怎样才是正确的呼吸。瑜伽呼吸是指有意识地延长吸气、屏气、呼气的时间。吸气是接受能量的动作，屏气是使能量活化，呼气是去除一切思考和情感，同时排除体内废气、浊气，使身心得到安定。瑜伽呼吸每次的吸气量可达到3000~3500毫升，是一般呼吸的六七倍。现代都市空气污染相当严重，而人口却越来越多，"氧"的竞争也就越来越加重心肺的负担，这也是我们应该注重呼吸的理由。有针对性地进行瑜伽呼吸法的训练，对于身心的改善是很有效果的。瑜伽呼吸法的目的，是通过各种不同的呼吸方法有效地刺激各生理腺体良性的分泌，激活潜在力量，更好地清理身体。相反，如果呼吸有了问题，身体的循环系统、消化系统、排泄系统都会受到影响，大量毒素会积累在身体各个部分，从而成为致病之源。瑜伽呼吸是由腹式呼吸和胸式呼吸两种呼吸方式结合而成。

1. 腹式呼吸

以肺的底部进行呼吸，感觉只是腹部在鼓动，胸部相对不动，这是基本的呼吸法。缓慢有意识地用腹部呼吸，把手放在腹部，可以感觉到腹肌的运动，集中意识，手中能量可传达到腹部。

动作要领：两手的拇指和食指做出三角状，放在肚脐中心位置。把手放在腹部上，两鼻孔慢慢地吸气，放松腹部，感觉空气被吸向腹部，手能感觉到腹部越抬越高。吸气时，横膈膜下降，将空气压入腹部底层；吐气时，慢慢收缩腹部肌肉，横膈膜上升，将空气排出肺部。保持吐气时间是吸气时间的2倍。

2. 胸式呼吸

以肺的中上部进行呼吸，感觉是胸部的扩张与收缩，腹部相对不动，这是使头脑清晰、激活身体的一种呼吸法，可以加强腹肌力量、镇静心脏、净化血液、改善循环、增加肺活量。

动作要领：吸气时腹部收紧微微内收上提，横膈肌上提，胸腔扩张，肋骨向两边扩张，双肩被动耸起；呼气时腹部放松，胸腔横膈肌下压，双肩和肋骨下沉。保证吸要充分，呼要彻底。

3. 瑜伽（完全）呼吸

瑜伽呼吸是把以上两种类型的呼吸方式结合起来完成的。肺的上、中、下三部分都参与呼吸，腹部、胸部乃至全身都在起伏收缩。练习中会感觉到把滞留在肺部的能量放出去，同时会有新鲜的能量充满肺部。

动作要领：吸气时，慢慢地让腹部区域吸气，让空气充满腹部，腹部微微隆起，然后充满胸部，把腹部充满的空气提升到胸部并将胸部扩张到最大，可以略微提肩，使空气提到喉咙里；呼气时，胸部放松，横膈肌下沉，放下肩部，腹部收紧，肚脐处向脊柱处靠拢。整个呼吸过程的连接要柔和、缓慢，不要憋气。

（四）瑜伽体位

瑜伽体位是在舒适的动作上维持一段时间，在缓慢的动作中，身体保持放松和深沉的呼吸，使得血液能够携带大量氧气。

1. 下犬式

使身体呈倒"V"形，双臂前伸，头颈向腿部延伸看齐，能看到双腿中间的天空，脚后跟紧挨地面不要抬起。

益处：消除疲劳，恢复精力，缓解脚跟的僵硬和疼痛，帮助软化脚后跟的跟骨刺；增强脚踝力量，使腿部肌肉更匀称；有助于缓解肩胛骨区域的僵硬和肩周炎，使腹部肌肉得到增强。由于横膈膜被提升到胸腔，因此，训练时心跳速度减缓。

2. 上犬式

身体要伸直，臀部与肩、腰形成舒缓的"S"形，头颈向前伸，肩部向前用力。在练习上犬式与下犬式的时候，往往会因为力度不够而做不到位。但要记住，瑜伽是在舒展筋骨，因此，应该把筋骨舒展到最大限度。

益处：使脊柱恢复活力，对于腰部疼痛、坐骨神经痛以及椎间盘突出的人有很好的效果，增强脊柱弹性，治疗背部疼痛；由于胸部得到完全扩张，还可增加肺部弹性，使骨盆区域的血液得到完全循环，保持健康。

3. 骆驼式

身体呈"O"字形，头部后仰到最大限度，双肩向后伸展，双手扶住脚跟，大腿与臀部绷紧。

益处：强壮脊柱，促进血液循环，使脊柱神经得到额外的血液滋养，对于矫正驼背和两肩下垂等不良体态有极佳的效果。

4. 战士第二式

讲究平衡感，上身一定要竖直，左腿弓步，右腿向后伸直，右脚回勾，弓步不能太靠下，臀部要绷住，双臂伸平，头颈摆正。转动双脚，换另一侧重复。

益处：使腿部肌肉更为匀称、强健，同时也能缓解小腿和大腿肌肉痉挛；增强腿部和背部肌肉弹性，强化腹部器官。

5. 树式

树式讲究的是无限延伸的感觉，头颈挺直，胳膊伸直向上，想象身体将要冲上云霄，同时肘部向上提。

益处：加强腿部、背部和胸部的肌肉，加强两踝的稳定性和支撑力；改善人体体态的稳定与平衡，增强注意力；放松髋部，且对胸腔区域有益。

6. 三角式

上身与下身的弧线要顺畅，胯部不能为省力挺起，双臂伸展呈"一"字形。

益处：增强腿部肌肉，消除腿部和臀部的僵硬，矫正腿部畸形；缓解背部疼痛及颈部扭伤，强健脚踝、胸部；治疗多种皮肤病，消除腰围区域的脂肪。

7. 后仰式

后仰时的臀、胯、腰部向前挺，可以用手臂支撑出力使臀、胯、腰向前，注意要逐步做后仰练习，切忌用力过度，造成损伤。

益处：有助于消除疲劳，使胸部得到完全舒展，伸展两腿、腹部和喉咙，强健两腕、两踝和骨盆，增强肩关节的灵活性；使神经系统得到增强，促进血液循环。

8. 蝴蝶式

挺胸抬头，此时的双腿就好像是蝴蝶的双翅，要向两边伸展到最大。

益处：对骨盆区域有益，使骨盆、腹部和背部得到足够的血液供应，有助于消除泌尿功能失调和坐骨神经痛，预防疝气，调理月经期不规律现象；孕期经常练习会使分娩更容易、顺利。

9. 犁式

仰卧，手臂置于身体的两侧。吸气，抬起双腿上举越过身体，呼气，将两腿向后放在头的上方，脚趾触地。

益处：对整个脊柱神经有益，伸展背部可减轻和消除各种腰部风湿痛和背部关节痛；消除肩部和两肘的僵硬，增强腘绳肌；有助于消除腰部、髋部、腿部脂肪，治疗手部痉挛；促进血液循环，使血液流入头部，滋养面部和头皮；调理甲状腺，使身体新陈代谢得到改善；收缩腹部器官，促进消化功能，消除便秘和胃胀气；调理月经失调等症状；还可以缓解头痛、痔疮和糖尿病等疾病。

10. 轮式

仰卧，双手放在身体两侧，屈腿，脚后跟紧贴大腿后侧，双手移到头的两侧，掌心贴地。吸气，拱起背部，髋部与腹部向上升起。

益处：这一后弯的体式可增强背部肌群的力量，放松肩关节和颈部肌肉，使脊柱得到完全的伸展，使身体更加柔软，头部供血加强，有效释放压力。

11. 脊柱伸展式

双手抓住脚踝，身体尽量接近腿，最终双手手掌可平放在脚边的地面上。

益处：增强人体的韧性，伸展脊柱，脊柱神经得到加强；身体前屈有助于强壮肾脏、肝脏和脾脏；有助于减缓月经期间下腹与骨盆部位的疼痛；是倒立练习必不可少的姿势，使头部逐渐适应增加的血流和压力；可以克服情绪波动，情绪化严重的人可以练习此姿势以得到改善，使神经系统得到滋养，减缓心率。

12. 脊柱扭转式

挺直身子坐立，两腿前伸，右腿小腿内收，将左脚移过右膝，右臂穿左腿下方，双手在背后相握。

益处：挤压、按摩脊柱周围的肌肉，刺激脊柱神经；使背部肌肉更富有弹性，预防背痛和腰部风湿痛的发生；有利于肝脏、脾脏、肾脏；促进肠胃蠕动，有助于提高消化和排泄功能；调整肾上腺的分泌，胰脏活动增强，有助于治疗糖尿病和轻微脊椎盘错位。

第六节　排舞

排舞是国际上相当流行的健身舞蹈，是一种排成一排排跳的舞蹈，所以又叫排排舞。追根溯源，排舞源于 20 世纪 70 年代美国西部乡村的舞曲，表演者主要是以拍手的方式和音乐配合。后来排舞融入很多社交舞的舞步，如伦巴、恰恰等。每当有新的舞曲时，经过排舞协会认证的专业教练可以编排新的排舞来传授给学员，通常以一段完整的歌曲或音乐为伴奏，以国际流行的多元化操舞动作为元素，按照一定规律编好一套完整的动作。排舞以有氧运动为基础，以身体练习和多变的步法为基本手段，高度兼容各种风格，是一项全球化、新型时尚的大众健身运动。

一、排舞特点

（一）风格特点

1. 拉丁风格的排舞

以拉丁舞动作作为排舞的基本创编元素，主要分为恰恰、桑巴、伦巴、牛仔、斗牛五种风格。恰恰风格的排舞活泼欢快，桑巴风格的排舞激情四溢，伦巴风格的排舞婀娜柔媚，牛仔风格的排舞诙谐风趣，斗牛风格的排舞强劲有力。

2. 摩登风格的排舞

包括华尔兹、探戈、狐步、快步、维也纳华尔兹风格。其中，华尔兹风格的排舞舞姿高雅、步法潇洒，身体轻松自如，舞步升降动作明显。探戈风格的排舞优雅洒脱、落落大方、热烈狂放且变化无穷。狐步风格的排舞音乐分配抑扬顿挫，舞步轻盈欢快，舞者在音乐声中将自己的水平发挥得淋漓尽致。快步风格的排舞轻松、欢快、活泼，舞步灵动跳跃，充满活力，激励舞者奋发向上。维也纳华尔兹风格的排舞舞步平稳轻快、蹁跹回旋、热烈奔放。

3. 爵士风格的排舞

给人自由淳朴之感，通过舞蹈把舞者内心的感受完完全全地展露出来，聆听喜欢的音乐，陶醉其中，真诚流露内心情感，身体不由自主地随音乐翩翩起舞。这种风格的排舞较多地运用弹簧步、跺脚步、滑步、转体等舞步元素。

4. 踢踏风格的排舞

音乐轻快，舞步变化多姿，动作刚劲有力，给人美的享受。表演者脚蹬踢踏舞鞋发出当当作响、节奏一致的踢踏声，在欢快有力的步伐中，形成踢踏风格排舞特有的表现力。

（二）技术特点

1. 音乐题材丰富多样

目前，全世界已经有5000多支排舞舞曲，音乐题材从美国西部乡村音乐到古典音乐、流行音乐、歌剧主题曲，可以说是应有尽有。排舞在发展过程中也融合了多种音乐风格，创编出不同风格的排舞乐曲。不同风格的舞蹈有不同风格的音乐，如校园华尔兹风格的"我爱红领巾"、校园街舞风格的"舞王子"、校园教育风格的"中国我的家"等。在原有音乐基础上融合各种音乐元素，使得排舞音乐别有一番风味，排舞音乐正随着排舞运动的推广普及而日渐丰富。

2. 规范舞步与自由表现相结合

每支排舞舞曲的舞码都是独一无二的，也就是说同一支排舞的舞码是固定的：固定的名称、固定的节拍数，同一支排舞拥有一样的脚步跳法。但是排舞对练习者的身体、手臂、头部等动作并未作严格规定，只要舞步正确，练习者可以根据对音乐的理解与感悟，结合个人喜好，尽情发挥想象，诠释自己对舞蹈与音乐的理解，充分展示自己的个性。

3. 活动形式灵活

排舞的初衷就是为了摆脱社交舞蹈男女结伴进行的限制，让参与者站成排，不用固定队形，无须男女结伴，每个人都能参与其中，单人、双人、多人都可以进行，既可以单人进行独舞，也可以大规模地进行练习，如2002年12月29日，在香港跑马地游乐场一万二千多人齐跳排舞；2003年，台湾"士林国际文化节"上，万人齐跳排舞；2014，一场25703人的"最大规模排舞"刷新吉尼斯世界纪录，让全世界记住了杭州。排舞对场地、器材也没有特殊限制，一块空地，一首音乐就可以进行练习。

4. 发展空间广阔

排舞的运动形式灵活多样，不同排舞爱好者可以创编出不同风格的排舞。由于排舞对不同风格的舞蹈都具有兼容性，而且突破了运动本身的高竞技性和强对抗性、参与费用高昂、场地限制等。从最初的方块舞、宫廷舞到如今的爵士、拉丁，排舞兼容并包，随着时代的发展，排舞在不断的创新中迅速发展，不断推进。因此，排舞的发展空间很大。

5. 组织编排灵活

全世界好听、流行的歌曲，都可以被编成排舞，排舞具有流行的性质。由于全世界各国的排舞教练都在编舞，所以排舞内容丰富多彩，舞曲风格各异。在排舞的编排的过程中，针对人群的不同，排舞动作有难有易，表现形式也是多种多样，自由而灵动。

对于有兴趣学习排舞的人来说，排舞动作简单易学，男女老少都适合，不需要基础，也不需要舞伴，对于舞蹈场地几乎没有任何要求。排舞对于保护和提升身心健康有极好的锻炼价值，特别是能够提高人体的协调能力，具有终身锻炼的价值。

二、排舞运动价值

（一）促进个体发育

进行排舞运动时，全身血液循环加速，新陈代谢加强，可使骨组织得到更多的营养物质，刺激软骨板的生长。长期坚持排舞运动，可以增加肌肉的弹性，增加关节的伸展性、灵活性、柔韧性。排舞运动可以加强骨代谢过程，使骨密度增加，防止钙磷的大量流失，有效预防骨脱钙和骨质疏松。

1. 排舞运动对呼吸系统的作用

一定强度的排舞运动能够刺激呼吸中枢，使呼吸加快、加深，促进二氧化碳和氧气的排出与吸入，使呼吸频率减慢，肺活量、通气量、摄氧量增大。中老年人的肺通气和扩散能力下降，适当进行排舞运动可以有效推迟呼吸肌的老化过程，增加呼吸肌的力量和耐力，提高肺通气量，增加潮气量，提高机体的用氧能力。

2. 排舞运动对心血管系统的作用

长期有规律的排舞运动可以减缓由于衰老导致的心功能下降，缓解由于年龄增大而出现的安静时收缩压上升问题，有效预防心脑血管疾病、冠心病、高脂血症等。

3. 排舞运动对神经系统的影响

适宜的排舞运动可使神经的兴奋和抑制更加均衡，两个信号系统的发展趋于完善，提高神经活动的稳定性与灵活性。通过排舞运动能使中枢神经系统的神经通路活跃，改善脑细胞的营养代谢，维持脑对全身各系统器官的调节能力，使人精力充沛，提高机体对外界环境的适应能力，保持轻松愉快的心情。

4. 排舞运动对消化系统的影响

经常进行排舞运动，可加强胃肠蠕动，提高胃肠的消化、吸收功能。在运动过程中，膈肌的升降活动以及腹肌有节律的收缩与舒张活动，对胃肠起到了很好的按摩作用，可以增强胃肠功能。

（二）保持心理健康

1. 调节情绪，保持良好的心理状态

进行排舞运动能带来流畅的情绪体验，在这种状态下，练习者会忘我地投入到排舞运动当中，体会和享受运动过程。在排舞运动过程中，人与人之间的情感交流便会增多。在与他人的共同锻炼中，相互谦让、彼此尊重，使人们的交往意识进一步得到增强，心理状态积极活跃，从而提高了归属感，消除了人们之间的陌生感，激发人们对美好生活的向往，主动地与他人交往。

2. 完善自我，形成正确的自我评价

在美妙的音乐伴奏和优美的动作结合下，得到外在美的锻炼、内在美的体验，符合一般人群的需要和追求。通过对自己认识和评价的新实践，使练习者形成积极的自我想象与自我认知，表现得更加自信和满足。

3. 增强社会适应能力，更好地融入社会

通过集体的排舞练习，可以增进社会交往和人际交流，使人们更多地接触和认识社会。在愉快的运动过程中，共同锻炼，增加人与人之间的信任，使人们能够更好地融入社会，增加对美好生活的憧憬。

（三）提升道德水平

在排舞练习过程中，有利于培养良好的道德品质，养成文明的道德行为，提升道德健康水平。通过排舞运动，可以缓解心理矛盾、消除抑郁和焦虑等各种心理问题、调节心理状况、维持心理平衡，从而消除人们的不良情绪，形成高尚的道德风尚。

相关视频

踩踩踩　　闪耀未来　　索菲亚健身操　　踏步板操　　弹力带

第十一章 民族传统运动项目

第一节 抢花炮

一、抢花炮概述

抢花炮也叫花炮，是流行在侗族、壮族、仡佬族等民族中的一项极具特色的民间传统体育活动，抢花炮成为少数民族传统体育运动会的比赛项目后进行了很多改进，在规则上融合了足球、篮球、橄榄球的很多理念，更具时代感，同时在时间和地域上也进行了限制；为了比赛的安全性，第六届全国民族运动会上对于花炮的发射器也进行了改进，将火药发射改为了电动发炮；在花炮的设计上，将直径为 5 厘米的小铁箍改为了直径为 14 厘米的彩色橡胶圆饼，让比赛更具有公平性和观赏性。

二、运动价值

1. 促进身体素质的全面发展

在训练和比赛中时进攻方队员可用传递、掩护、假动作、奔跑等方法，积极突破防线将花炮攻进对方炮台区；防守方队员可用拦截、阻挡、追赶、搂抱、抢截等方法百般阻挠进攻队员得分。由于比赛需要长时间的传递与抢断、奔跑与追赶、破坏与堵截，进行着高强度、高速度的激烈对抗，因此可以促进速度、力量、耐力、柔韧性等身体素质的全面发展。

2. 提高身体应激能力

抢花炮全场比赛 40 分钟，分为上、下两个半场，在参加抢花炮运动的过程中，心率增加，使运输氧和代谢产物的能力增加，同时呼吸频率增加，呼吸深度增大，使得肺通气量增加，氧运输系统功能增强。经常参加该项运动的锻炼者，能提高脑细胞供氧的能力，不断刺激和调整大脑神经活动的均衡性和灵活性。

3. 其他价值

抢花炮具有较强的集体性，要求运动员在比赛中必须齐心协力，在配合的基础上充分地发挥个人的特点与作用，为本队创造出有效的得分机会，以达到战胜对方的目的，比赛中若出现配合失误，就会失去一次进攻机会，给本队带来不利。在日常训练中，为提高攻守技术、队员的应变能力及战术的质量，要求全队运动员互相支持、鼓励。抢花炮运动需要团队精神，要在激烈的对抗中不断去进攻与阻挡、奔跑与追逐、传递与拦截，因此可以培养顽强拼搏的意志。

三、比赛规则

从第三届全国少数民族传统体育运动会开始，抢花炮成为正式比赛项目之一。改良后的抢花炮规定每场比赛时间为 40 分钟，分上、下半场，每半场 20 分钟，中间休息 10 分钟。比赛不受三炮的限制，在规定的时间内，以将花炮攻入对方花篮次数多少来判定胜负。

无论哪方抢得花炮，可用传递、掩护、假运动、奔跑等方法，力图攻进对方炮台区，另一方可用阻挡、追赶、搂抱（合理部位）、抢截等方法，抢到花炮和阻止持花炮运动员前进。持花炮运动员越过端线进入对方炮台区，把花炮投入花篮内即为得分，每投进一次花炮得一分。投进花炮后，由司炮员重新发炮。持花炮队员误将花炮投入本方花篮内算对方得分。

四、比赛场地及器材

1. 比赛场地

①比赛场地为表面平坦的长方形草坪或土地，长 60 米，宽 50 米，线宽 12 厘米，线的宽度包括在场地之内，长线叫边线，短线叫端线。

②接炮区。以场地的中点为圆心，画一半径 5 米的圆圈为接炮区。

③炮台区。在距端线中点两侧 4 米处各向外画一条长 4 米、与端线垂直的线，再画一条线把其顶点连起来，与端线平行，这个区域为炮台区，在炮台区两侧架设高 2 米以上的网墙。

④罚炮区。以端线中心点为圆心，划一条半径 11 米的线，为罚点炮线。

2. 比赛器材

①花炮。花炮为直径 14 厘米的彩色圆饼，外圆呈轮胎形，厚 2.5 厘米至 3.0 厘米，用不会伤及队员的橡胶做成，重 200～240 克。

②送炮器。能把花炮冲上 10 米以上高度并落在接炮区内能发出声响的发射器。

③花篮架。花篮架用直径不超过 20 厘米的圆木做成，高 80 厘米，放在炮台区内距端线中心点 3 米处。

④花篮。花篮高 30 厘米，圆柱体，用竹子或塑料做成，篮口内沿直径为 40 厘米，花篮固定在花篮架顶。

五、比赛服装

每名队员至少准备深、浅颜色长袖运动上衣和短裤各 1 套。比赛用鞋必须是布面胶鞋，鞋底可有橡胶钉。每场比赛时全队服装款式、颜色必须一致，上衣前后要印有明显号码，后背号码尺寸不得小于 20 厘米（高）×15 厘米（宽）。

第二节　珍珠球

一、珍珠球概述

相关资料显示，满族人民在古代主要是以渔猎为主，其中，采珍珠是当时人们的主要劳动生产项目之一。珍珠无论是在当时还是在现在看来，都是吉祥、纯洁、幸福的象征，珍珠球运动正是在这种时代背景、思想文化下逐渐发展起来的。当时人们为了缓解劳动的辛苦，在采珍珠时，常常将采珍珠的过程模拟成一种体育游戏方式，随之这种方式逐渐演变成具有一定技术性、战术性的攻防兼备的体育运动。相关文献显示，珍珠球运动迄今为止已经有约 300 年的历史，但是直至 20 世纪 90 年代这项运动才成为少数民族传统体育运动会的比赛项目，由于珍珠球运动本身具有丰富的生活情趣，目前已经成为人们最喜欢的比赛项目之一。

二、运动特点

1. 竞争性

因为珍珠球独特的场地设计和人员分配，使得该运动有自己独有的竞争性。首先，珍珠球运动进攻简单，防守难。珍珠球抄网队员可以随意横向移动，又可以与进攻队员合作制造假动作，虽然封锁区有两名防守队员利用球拍挡球，但抄网运动的机动随意导致防守队员很难判断抄网队员位置，很难做到每次都封锁成功。一支球队取胜的关键就是要拥有一名优秀的抄网队员，全队的配合进攻都是要让抄网队员顺利接到球，而抄网队员要有很好的全队意识与判断。其次，水区队员个人对抗能力要高。水区范围较大，队员少，进攻多，防守少，水区队员可以在区域内任何位置以抛、投等方式发起进攻。最后，进攻与防守轮换要快。因为场地范围大，一旦由防守转为进攻时，进攻队员可以随机进攻得分，所以要求队员要能第一时间与进攻队员发生对抗，控制进攻队员直接得分。

2. 普及性

珍珠球能进入少数民族传统体育运动会正式项目，最主要的原因是社会大众对珍珠球运动的认可，珍珠球容易普及到社会大众中。珍珠球项目对场地的要求不是很高，场地平整即可；对参与人员也没有较高的要求，只要对珍珠球有兴趣就可以参加；比赛规则易懂，尤其是在得分上，较其他项目更加容易，能更好地促进大家对珍珠球的喜爱。

三、比赛规则及场地

珍珠球比赛在长 28 米、宽 15 米的场地上进行（场地分水区、封锁区、得分区），也可以在空地或草地上进行，所用器材较为简单，抄网可以自制，球拍可用乒乓球拍替换。在水区的队员手持珍珠球，可向任何方向传、接、投、拍、滚、运球，力争将珍珠球投进本队得分区（也叫威呼区）。封锁区（也叫蛤蚌区）内的队员手持球拍（也叫蛤蚌）阻挡和夹住对方水区队员投、滚来的球，并将球传给本方水区队员。得分区队员手持抄网一个，在得分区内采本方和对方投来的珍珠，在规定的时间内得分多的队为胜队。

珍珠球比赛每队上场 6 人，比赛分上、下两个半场，每半场 15 分钟，中间休息 10 分钟。平时只要有兴趣都可以参加，练习时水区人数可多可少，抄网队员与持拍队员娱乐性强，在自己的区域内，可以在规则允许的范围内自由挥动网和拍，使自己的个性得到释放，充分地激发人们参与的积极性，提高他们运动的兴趣。

第三节　木球

一、木球概述

木球运动是一项新兴的体育运动项目，发明者是台湾实业家翁明辉先生。1992 年，他发明了木球运动并研发了球具、制定了规则。目前，此项运动已在五十七个国家成功开展，现已成为亚奥理事会组织的亚洲沙滩运动会的正式比赛项目之一。

二、运动特点

木球运动在我国得以迅速推广，这与木球运动本身具有的特点息息相关。木球动作简单，老少皆宜，不受年龄、性别、身体条件的限制。对场地要求不高，在土地、草地、沙滩都可以进行。木球运动的娱乐性和趣味性很强，运动起来使人赏心悦目，心旷神怡，是一项集休闲健身、竞技娱乐于一体的运动项目。目前，木球运动已成为体育文化建设内涵的重要组成部分。

三、比赛场地

木球比赛场地要求为土地或人造草坪，其长度为 40 米、宽度为 25 米，场地规定区域位置画线时线宽均为 10 厘米。

1. 中线

连接两条边线的中点，画一条 10 厘米宽与端线平行的线为中线。

2. 开球区

以中线的中点为圆心、4 米为半径画圆为开球区。

3. 开球点

以中线的中点为圆心，画一个直径为 15 厘米的实心圆为开球点。

4. 球门区线

以端线的中点为圆心、2.5 米为半径向场内画一条半圆线为球门区线。

5. 球门

球门应牢固地设置在端线内沿中点处，两门柱内沿之间距离 2 米，横梁下沿至地面 0.8 米，门框呈圆柱形。球门后装球网，球网应撑起，下端固定，球门与球网呈白色。

6. 罚球区线

以端线的中点为圆心，以 8 米为半径向场内画一条半圆线为罚球区线。

7. 罚球点

以端线中点垂直向场内 8 米处（在罚球区线上）画一个直径为 15 厘米的实心圆为罚球点。

8. 角球区

以边线和端线的交点内沿为圆心、0.5 米为半径，向场内画一条弧线分别与边线和端线相交，该区域为角球区。

四、比赛器材

木球比赛器材主要包括球和击球板两个部分。

1. 球

球体重量为 100~130g，球体两端呈半球形，中间为圆柱体，长 5 厘米，两端顶部距圆柱平面距离分别为 2 厘米，球体内部为木质材料制成，外部用柔韧的材料包裹。

2. 击球板

击球板用较硬并有一定韧性的木质或非金属合成材料制成，全长为 70 厘米，由板柄和板身两部分组成。上部手握部分叫板柄，长 40 厘米，宽 4 厘米；下部击球部分叫板身，长 30 厘米，上宽 4 厘米，底宽 9 厘米，板身的两个角呈圆弧形。击球板厚 1.5~2 厘米，重量不得超过 520g。木质击球板整体应当缠裹胶带或其他非金属保护品，以防击球板断裂。

五、比赛规则

按照我国学者田麦久教授对于运动项目的分类，木球属于同场对抗性项目，要求参赛两支队伍各派出 5 名队员进行比赛，其中 1 名队员为队长。比赛时，上场队员必须身穿运动胶鞋、护膝、护袜、护腿板和戴手套。不得佩带可能伤害其他队员的物品。

1. 比赛用时

全场比赛时间为 40 分钟，分上、下两个半场进行。每半场时间为 20 分钟，上、下半场中间休息 10 分钟。当下半场比赛结束，两队比分相等时，进行加时赛，时间为 10 分钟，分上、下两个半场，每半场 5 分钟，中间不休息。

2. 发球

发球队员在执行各种发球或点球时，必须将球一次击出，防守队员应退出 4 米以外。

3. 界外球

当球触及边线或端线时为界外球。由对方队员在球出界处或端线发球点发界外球。发边线球时，发球队员应将球放在边线上，将球击入场内（发球队员可骑跨边线）。发端线界外球时，发球队员应将球放在端线发球点上发球（发球队员可骑跨端线）。

4. 角球

守方队员将球击出本方端线，由攻方队员在球出界一侧的角球区发角球。发角球时，球的整体必须放在角球区内（发球队员可骑跨界线）。角球可直接得分。

5. 点球

比赛中，当球在罚球区或球门区内时，防守队员在该区域内犯规，均判罚点球（由进攻方罚点球）。罚点球时，将球放在罚球点上，除主罚队员外，其他队员退出罚球区。罚点球未得分时，则由防守队员在端线发球点发球。

6. 争球

争球的判定条件为当双方队员同时使球出界；当双方各一名或多名队员形成在原地抢球或用击球板同时将球夹住、压住时；当双方队员同时违例或犯规时；当球在球门区内而双方队员无法触及时；比赛中当裁判员因特殊情况停止比赛后需恢复比赛时。双方各一名队员之间造成的争球，由发生争抢的两名队员进行争球；双方多名队员共同造成的争球，由参与争抢的双方队员中任意一人参加争球。如参与争球的队员要被替换下场，应待争球结束并成死球后，才可进行替换；如争球的队员因伤不能继续比赛，可由参赛队指定场上一名队员参加争球。参加争球的双方队员分别站在裁判员指定的争球地点两侧，其他队员站在距争球地点 4 米以外，裁判员单手持球于双方队员之间，使球自由下落，球触地后，双方即可抢、击球。在罚球区内发生争球时，应移到最近的罚球区线上进行争球。争球可直接得分。

7. 更换击球板

比赛中队员击球板损坏后，必须立即双手持板上举，向裁判员示意，经允许后才能更换，不得持损坏的击球板参加比赛。

8. 五秒钟规则

队员在中圈开球，发界外球、任意球、角球、点球时，在取得球的控制权及裁判员鸣哨后 5 秒钟内应将球击出。

第四节　蹴球

一、蹴球概述

现代蹴球运动起源于清代的"踢石球"，是在 20 世纪 80 年代由北京市民族传统体育协会挖掘和整理而发展起来的一个体育项目。蹴球运动有着悠久的历史和显著的民族文化特征，是中华民族体育文化的瑰宝之一。从非物质文化遗产的角度来看，对蹴球的研究是对人类文明的传承和推广，而对人类文明的继承和发扬是我们义不容辞的责任和任重而道远的事业。在 1996 年，蹴球运动被列入了第六届全国少数民族传统体育运动会正式比赛项目。多年来，全国各省市的少数民族运动会相继把蹴球设置为比赛项目，极大地推进了蹴球运动的普及与推广，带动了蹴球的训练，促进了蹴球竞技水平的整体提升，蹴球动作技术及战术体系随着实践的积累逐步完善。蹴球运动融娱乐性、运动性、智力性、竞赛性为一体，是一项文明、高雅、细腻、灵巧的体育项目，经过几十年的发展，蹴球运动已经形成了比较完整的规则。它所需的场地面积小、器材简单，易于开展，且比赛形式多样，既是竞技项目又是健身项目，适宜男女老少不同阶段的运动人群，极具锻炼价值，是全民健身中的一个理想项目。

虽然蹴球已加入竞技项目阵营中，但是纵观全国，普及率还不高，对蹴球的运动特性、运动规律以及训练方法的研究还不够系统，缺乏一定的理论依据。

二、运动价值

蹴球时脚跟先着地，由脚掌触及球面，另一只脚支撑着人体的重量，稳定后将球向前蹴出，长期练习可使肌肉的收缩力增强，脚步力量增大。同时蹴球时球从脚底向前推动，可以按摩足底穴位，从而促进人体血液的循环。经常参加蹴球运动，可以促进人体力量、耐力、平衡性等身体素质的提高，加强呼吸系统和心血管系统的机能，起到强身健体的作用。蹴球活动中，人们通过视觉来判断方位，设计击球角度，瞄准击球点，从而使视觉功能得到改善，增强眼睛对外界的判断能力。同时，蹴球活动中形成一腿支撑，一腿上抬前摆的动作，需要腰部、腿部的力量较大，还需要上体及上肢动作的配合，可以使腰、腿、膝等部位关节和肌肉得到锻炼，提高肌肉的弹性和力量，起到利关节、活筋骨的作用，提高身体平衡能力，增进健康，防止一些关节疾病的发生，对于骨折、韧带拉伤、肌肉损伤、脑血栓后遗症等具有康复效果。蹴球运动包含着复杂的战术意图，经常从事蹴球运动，可以增进人的智力，使人的思维敏捷而果断。蹴球运动还具有锻炼意志品质和心理素质的作用，在比赛中，运动员按顺序依次轮流进入场地，比赛节奏变换较多，这就要求运动员应具有较强的心理稳定性及保持注意力集中的能力，并逐步适应比赛中紧张与松弛的节奏变换，久而久之形成稳健娴熟、善于应变的心理状态。在当今竞争激烈的社会中，只有具备了稳定、良好的心理状态，才能够适应复杂多变的环境，才能处理好在工作、生活中所遇到的一些突发事件，因此蹴球运动对心态的调节有着很好的作用。

三、比赛场地及器材

比赛场地为长 10 米、宽 10 米的正方形平坦地面。画线线宽不得超过 5 厘米，边线及各线段均为场内和各区内的一部分。停球区在场地正中心，为一个半径 20 厘米的圆圈。中心圆在场地中央，为一个半径 2.4 米的圆圈。发球区在场地四角，每角一个，为半径 0.5 米的扇面，按逆时针方向编号为 1、2、3、4 区。比赛用球为硬塑实心球，直径 10 厘米，重量 1 千克。比赛用球为两种鲜明的颜色，分别标有 1、2、3、4 号。1、3 号球为同一颜色，2、4 号球为同一颜色。

四、比赛规则

1. 运动员

运动员须按比赛规程或赛会要求统一进入赛场。除特殊原因可以由本队教练员或领队代替挑号外，队员必须按时到达赛场进行挑号，要明确说出是先使用 1、3 号球还是 2、4 号球。队员必须接受裁判员对其进行的装备检查，凡不符合规定者，应立即更换。上场队员须穿佩统一号衣或号码布。号码按 1、2、3、4 排列，单、双号分别同色。号码高 25 厘米，宽 15 厘米。运动员必须穿平底运动鞋，并不得对鞋底进行特别加工。装备是否符合规定以裁判员认定为准。每局交换发球顺序后，同时交换号码。混双比赛时，同队男、女运动员服装颜色不一致，但号衣颜色一致，应允许比赛。在临场比赛的任何时间，队员均不得擅自退到挡板外接受指导或饮水。参赛队的所有人员必须遵守竞赛规则、规程，并对自己的行为负责，不得做出妨碍比赛、干扰对方、破坏比赛气氛的任何行为。运动员有权提示裁判员及时更正计分错误。

2. 教练员

教练员应按赛会要求在指定地点进行观赛或指挥，未经裁判员允许，不得进入挡板或限制线内。教练员在观赛或指挥时，不得干扰对方，也不许对任何人使用粗言秽语或辱骂性语言。在本队比赛时，教练员有权提示裁判员及时更正计分错误。

3. 计胜方法

（1）计胜方法

每场比赛当一方达到 100 分或 100 分以上时，比赛结束。

（2）判定全场胜负方法

交换发球前的比赛以球的止点判定胜负，当一次蹴球停止后，一方比分达到或超过50分，比赛停止（如有连蹴权则不再进行比赛），休息3分钟，然后双方交换首发权，接休息前的比分继续比赛。

交换发球后的比赛，在达到100分之前，仍以球的止点判定。当球停止后，比分达到或超过100分，并且双方比分出现分差，比赛即为结束。但如果球停止后，全场总比分仍相等，比赛继续进行，此时的比赛则以先得分者为胜（金球制胜法），即击球时瞬间出现分差，比赛立即结束，不再看球的止点。当最后一击瞬间出现同时得分，并且得分相等时，待球停止后计算得分，以得分高者为胜。如仍相等，比赛继续，循此在瞬间或球停止后出现分差，直至分出比赛胜负。

金球制胜法中，可能出现的分差有下列几种：同时击中对方两球，本方得2分。击中对方一球，本方得1分。击中本方球，对方得1分。发球击中场内任何一活球，对方得1分。击对方球未中，本球出界，对方得2分。发球同时击中两球，对方得2分。发球同时击中三个球，对方得3分。同时击中双方各一球，各得1分。同时击中三球，本方得2分，对方得1分。同时击中对方两球，其中一球为死球，对方得1分。同时击中双方三球，其中一球为死球，对方得1分。发球同时击中三个球，其中一球为死球，对方得1分。蹴球时犯规，对方得1分。击本方球未中，对方得1分。蹴球方向或距离不符合规定，对方得1分。胜一场积2分，负一场积1分，弃权为0分。如遇一方弃权，以对方100：0计胜。比赛中罢赛超过5分钟，由裁判长宣布取消该选手（队）该赛项全部比赛成绩。

第五节　秋千

一、秋千概述

秋千运动是一项历史悠久的体育项目，秋千文化是朝鲜族文化中的重要组成部分，也是研究朝鲜族民族文化的重要载体。朝鲜族的秋千主要是女性族人进行玩耍，深受朝鲜族妇女的喜爱。每到朝鲜族节日，朝鲜族人们都会在场地上立起秋千架，进行荡秋千的活动。有时，妇女之间还有关于秋千的比赛活动。根据不同的比赛方式，有不同的评判标准，其中一种是以秋千架前面的树叶或花朵为目标，用脚触为胜；一种是在秋千下系上绳子，用绳子来测量荡起高度，高度最高者为胜；还有一种是在秋千架前面的杆子上系上绳子，再挂上铃铛，以碰到铃铛次数最多者为胜。尤其是这个时候，妇女们穿着本民族的服饰，颜色艳丽，动作优美，是一道不可多得的靓丽风景线。秋千的起源众说纷纭，总的来看，大概有这么两种说法。一说是古代朝鲜族妇女去田里劳动之时担心家里的孩子无聊或者外出乱跑，而为在家的孩子们所制作的一种游戏工具，即在大门的横框上拴上两条绳子，让孩子们荡着玩，此后逐渐发展成为一种民间的体育娱乐活动。另一种说法是秋千是从中国引进的，有文献记载："此（荡秋千）北方山戎之戏，……自齐桓公北伐山戎，此戏始传入中国。"到了唐朝时期，双方间的政治文化交流极为紧密。这一时期，荡秋千作为一种宫廷文化流传到朝鲜半岛是完全可能的。

二、运动价值

秋千运动是一项精彩的竞赛运动，能够锻炼人的意志，培养勇敢精神，对人体生理机能的健康发展也是十分有益的。因其设备简单，容易学习，至今仍保持着旺盛的生命力，为民俗工作者提供了丰富的内容，深受人们的喜爱。

三、技术要领

秋千运动具有很强的欣赏性、趣味性、竞技性，其要求运动员双手握住秋千绳，一脚站在起荡台上，一脚站在踏板上，随着裁判员比赛开始的哨声，运动员用力蹬离起荡台，双脚站在踏板上开始起荡。运动员依靠双腿和臀部的力量，按照秋千的摆动周期规律，依次完成下蹲和站起的动作：当秋千绳从高点摆向低点时运动员下蹲，在秋千绳与铅垂线夹角接近 5°的低点时运动员开始发力，在越过最低点后秋千绳与铅垂线夹角为 5°内完成站起动作，运动员继续保持站立姿势向上摆至高点，当秋千又从高点摆回低点时进入下一个循环，依此往复，秋千越荡越高。由此，秋千摆荡技术可分为站起和下蹲两个部分，其中站起又可分为前摆站起和后摆站起，下蹲也可分为前摆下蹲和后摆下蹲，由高点向低点摆时完成下蹲动作，由低点向高点摆时在秋千绳与铅垂线夹角小于 5°范围内完成站起动作，由前摆下蹲、前摆站起、后摆下蹲、后摆站起构成一个摆荡周期。

第六节　陀螺

一、陀螺概述

陀螺又叫打陀螺、打老牛，是很多人的童年记忆。陀螺的历史悠久，1926 年在山西夏县西阴村灰土风岭发现了距今 4000 多年的陶制小陀螺，因此陀螺又有"中国最早的娱乐项目"之称。"陀螺"一词最早出现在明朝，明代刘侗、于奕正的《帝经物略·二春场》记载了一首民谣："杨柳儿青，放空钟；杨柳儿活，抽陀螺；杨柳儿死，踢毽子……"，寥寥数语就包含了陀螺、空钟（空竹）和毽子三种民间体育活动。时至今日，集休闲、娱乐、运动于一身的陀螺依然受到人们的欢迎。

陀螺形状各异、玩法多样，深受彝族、壮族、佤族、瑶族、傣族、黎族等民族的喜爱，在云南、贵州、湖南、广西、福建等地区广泛流传。陀螺比赛极具观赏价值，1995年在第五届全国少数民族传统体育运动会上，打陀螺被列为比赛项目，陀螺逐步登上了中国民族体育竞技的大舞台。2003年第七届全国少数民族传统体育运动会前，打陀螺更名为陀螺。

二、运动价值

休闲娱乐价值；智力开发价值，德国等国家将陀螺设计成教育用品，图卡置于陀螺上，通过转陀螺的游戏，辨认图卡上的图案、颜色或数字以训练眼力及专注力；民俗体育价值；艺术创作价值，运用不同的彩绘颜料与方式，呈现不同的乡土民情，旋转时产生混合的美感，陀螺也可成为典藏的珍品；科学研究价值。

三、比赛规则

（一）比赛定义

陀螺是一项两队在比赛场地上，从守方旋放陀螺开始，由攻方将自己的陀螺抛掷，击打守方陀螺，将守方陀螺击出比赛场区或比守方陀螺在比赛场区内旋转的时间更长的比赛项目。比赛只计攻方得分，以当场比赛的累计得分决定该场胜负，得分多的队为获胜队。

（二）比赛场地

陀螺比赛在平整无障碍物的地面上进行。比赛场地包括比赛场区和无障碍区。比赛场区为长20米（女子比赛场区长19米），宽15米的长方形。场地线宽5厘米，其四周应有2米以上的无障碍区。

1. 预备区

（1）守方预备区

在场地左边线距底线4.5米的无障碍区内，画一4米×2米的长方形区域为守方预备区。

（2）攻方预备区

在攻击线左侧底线外无障碍区内画一4.5米×2米的长方形区域为攻方预备区。

2. 死陀置放点

（1）男子死陀置放点

由底线中点垂直于底线向场内6米处画一半径为5厘米的实心圆，此圆为男子死陀置放点。

（2）女子死陀置放点

由底线中点垂直于底线，向场内5米处画一半径为5厘米的实心圆，此圆为女子死陀置放点。

3. 旋放区

以死陀置放点中心为圆心，画一半径为 0.8 米的圆，为旋放区（可铺设橡胶垫）。

4. 进攻区

以底线中点向两侧 3 米处各画一条与底线垂直的平行线，线长 2 米。底线与两垂直线之间的区域为进攻区。

5. 进攻线

进攻区与底线重叠的线为进攻线，进攻线宽 5 厘米。

（三）比赛器材

1. 陀螺

比赛采用非金属平头陀螺。陀螺不得上色，除锥尖可装置直径不超过 0.4 厘米的金属钉外，不得填充或装饰金属或其他材料。

陀螺直径为 9～10 厘米，高度（含钉高度）为 10～12 厘米，陀螺圆柱体高度为 5～6 厘米，圆柱体的丈量从陀螺的顶部平面至锥体的交界处，陀螺重量为 800～900 克。比赛前陀螺应经过检验，检验合格并做标记，攻守陀螺应区别标记。

2. 鞭

鞭由鞭绳、鞭杆（无鞭杆亦可）组成。鞭绳不得用金属材料制作，其粗细不限，鞭绳长度男子为 6 米，女子为 5 米（不得少于 2 米）。如有鞭杆，鞭杆长度不超过 0.6 米。

第七节　押加

一、押加概述

押加又称"大象拔河"，原是一项在藏族人民生活中广泛流传的体育运动。比赛前选一块平地，先在地上划两条平行线作为河界，中央又划一条中界，准备一条长约 4 米的绳子式布带并两端打结。比赛由两人进行，双方各自把绳子套在脖子上，两人相背，将赛绳经过腹部从腿下穿过。然后趴下，双手着地，赛绳拉直，绳子中间系一红布为标志，置于中界。听到比赛开始的口令后，两人用力互拉前爬，爬拉动作模拟大象，以将红布标志拉过河界者为胜。在第一届至第五届全国少数民族传统体育运动会中，押加为表演项目，在第六届全国少数民族传统体育运动会上，押加才被正式定为竞赛项目，本项目只限男子参加。

二、比赛场地及器材

（一）比赛场地

比赛应在平整的硬质地面上进行。比赛场地为长方形，宽2米，长9米，场地的丈量从界限的内沿量起。比赛场地应有明显的标线，两条长边为运动员比赛限制线。线宽均为5厘米，场地四周至少2米以内不得有任何障碍物。

1. 中线

连接两条边线的中点，画一条与边线垂直的线为中线。

2. 决胜线

距中线两侧各1.2米处，各画一条与中线平行的线为决胜线。

（二）比赛器材

1. 带子

长6.5米，宽1.2~1.6米，用红色绸缎制成。带子两端呈圆环形，圆环周长为1~1.1米。带子中间系一条可移动并有适当重量的坠条，作为判定胜负的标志。

2. 护垫

长30厘米、宽15厘米、厚2厘米的海绵，以软布包裹后，固定在带子两端圆环处的受力处，用于保护脖颈。

3. 标志带

用于鉴别双方运动员的比赛绸带，比赛绸带为两种不同颜色。

第八节　高脚竞速

一、高脚竞速概述

高脚竞速（高脚马）是我国少数民族传统体育项目之一，是在土家族、苗族盛行的一项体育活动，一直为该地区各民族人民所喜爱，同北方"骑竹马"和"踩高跷"有相似之处，其历史源流久远，最早文字记载见《后汉书·郭级传》："司部到西河美稷，有儿童数百，各骑竹马，道次迎拜……"，不仅说明骑竹马这项活动在民间有广泛基础，而且常用于迎接大小官员和贵宾。在湘、鄂等地区，高脚马不仅是青少年锻炼身体、角力竞艺的民间体育活动之一，而且是他们走村串寨时防湿的交通工具。在经济社会发展的今天，它作为交通工具的功能逐渐淡化，但作为锻炼身体和休闲娱乐的活动却一直长盛不衰。

二、运动特点

高脚竞速同短跑一样属于体能主导类速度型项目，需要运动员具有充沛的体能、强烈的求胜意识，与其不同的是需要运动员操纵马竿进行运动，因此对技术的要求比短跑更高。作为娱乐健身项目来说，这个项目不受场地、气候的限制，器材可以简单地用两根竹竿或者树杈做成，比较容易开展。高脚竞速可以提高参与者的力量、速度、耐力、灵活性、协调性，而且马竿的使用为这项运动注入了别样的乐趣，具有较强的观赏性、娱乐性。

高脚竞速项目是一个对协调性要求极高的"不协调运动"，要求运动员在马竿上用不同于日常生活习惯的"同边手脚"协同运动完成比赛。任何项目的跑，上体动作的目的是保持腿部动作和身体平衡，以此吸收偏心蹬地的反作用力，特别是在短跑中，两臂可以提高腿的速度。对于高脚竞速项目来说，高脚竞速运动员无法摆臂，可以用躯干的左右转动弥补，随着腿的后蹬，同侧躯干以脊柱为轴向内旋，异侧以脊柱为轴向外旋。旋转的幅度与蹬地的力量成正比，旋转的速度与两腿交换频率相同。经过刻苦训练的高脚竞速运动员不但能控制平衡，而且能健步如飞，达到"人马合一"，这就是高脚竞速的魅力。

三、技术分析

高脚竞速的主要跑动技术分为上马、跑马、下马。

1. 上马技术

上马技术是在比赛过程中的起跑阶段完成的，其主要任务是使身体快速摆脱静止状态，获得向前冲力，为起跑创造有利条件。在高脚竞速比赛里规定，发令员发出"各就位"口令时，运动员上跑道将两根马竿立于起跑线后，预备口令时运动员以任意一只脚踏上马镫，另一只脚立于起跑线后做好准备，鸣枪后另一只脚方可踏上马镫向前跑。起跑姿势有三种：①接近式，立于地面的脚距起点线约 10～20 厘米的后方；②普通式，立于地面的脚距起点线约 10～30 厘米的后方；③拉长式，立于地面的脚距起点线约 30～50 厘米的后方。

鸣枪后上马的动作有两种：竿先动和人先动。以左脚蹬在马竿上为例，竿先动是听到枪响以后，运动员右手拿竿向前，竿触地后右腿蹬地跃上马镫，向前跑出；人先动是指运动员在预备时左脚蹬在马镫上，右脚距离马竿 20 厘米左右，同时重心上提，前倾，听到枪声后左腿发力，身体向前上运动，右手提竿向前，同时将右脚蹬上马镫，完成上马动作。

2. 跑马技术

跑马在 100 米竞速当中分为起跑后加速跑、途中跑、终点跑三个阶段。

高脚竞速起跑后加速跑阶段的主要任务是充分利用起跑获得的初速度，在较短的距离内尽快接近自己的最高速度。起跑后的前几步，躯干应该保持合适的前倾角，第二到四步主要作用是提高蹬地力量和速度，值得注意的是前几步步长不宜过长，否则会造成马竿前制动力较大，影响加速，四步以后主要是保持动作的节奏和步频。

途中跑阶段主要是发挥和保持高速跑的能力。由于高脚竞速与短跑在跑动过程中下肢动作相似，因此借鉴短跑对一个单步划分为支撑期和腾空期。

3. 竞赛办法

（1）起跑

当发令员发出"各就位"口令时，运动员上跑道将两根马竿立于起跑线后，一只脚蹬上马竿。当发令员发出"预备"口令时，运动员在起跑线后做好起跑准备。当发令员鸣枪时，运动员听到枪声后起跑。

（2）途中跑

在比赛过程中，运动员应自始至终在各自分道内跑。如果出现脚触地，须在落地处重新上马镫继续比赛。

（3）终点

以运动员身体躯干的任何部位（不包括头、颈、臂、腿和脚）抵达终点线后沿垂直面瞬间为完成，运动员的身体和马竿须全部过终点线后才能分离。

（4）接力赛

每个接力区长度为 10 米（在中线前后各 5 米），交接的开始与结束均从接力区分界线的后沿算起。接力赛的要求如下：接力赛采用一副马竿进行比赛，运动员交接马竿后继续跑进。混合接力赛的 1、3 棒为女队员，2、4 棒为男队员。队员必须在接力区内完成交接，并以交接竿为主。交竿运动员必须进入接力区内方可人竿脱离进行交接。完成交接的队员应停留在各自的分道或接力区内，直到跑道畅通方可离开。参加接力赛的队伍须在上一赛次前上报运动员接力顺序。每队服装必须统一。

第九节　板鞋竞速

一、板鞋竞速概述

少数民族传统体育就是长期流传在各少数民族生活当中的体育活动，不但具有鲜明的本民族体育文化特色，而且具备强身健体、娱乐身心的作用。民族体育是人类活动的重要组成部分，也是培育现代竞技体育的沃土，现今社会流行的各种体育项目，原先也是局限于某个地区的一个或者几个少数民族当中，经过漫长的演变和发展，最终被世界所认可和接受，成为全人类所共有的体育文化财富。少数民族传统体育的特点鲜明，形式多样，与各民族的地理环境、生产特点、人文历史、经济生活和风俗习惯有着本质关系。板鞋竞速运动是一项在广西壮族自治区少数民族中盛行的传统体育项目，具有鲜明的民族特色。相传明代倭寇侵扰我国沿海地带，广西百色地区的瓦氏夫人率兵赴沿海抗倭。瓦氏夫人为了让士兵步调一致，于是让士兵们三至五人同穿一副长板鞋练习齐步跑。长期如此训练，士兵的作战能力大大提高，斗志高涨，所向披靡，击败了倭寇。后来南丹那地州壮族人民模仿瓦氏夫人练兵方法，开展三人板鞋竞技活动自娱自乐。在当时，板鞋竞速运动是一种集娱乐、增强体质、调教队伍于一体的军事体育手段，经过漫长的历史发展，板鞋竞速项目已经成为壮族群众每逢民族节日必将开展的娱乐项目之一，也成为我国少数民族传统体育运动会的竞技项目之一。

二、运动价值

由于板鞋竞速项目的特殊性，所以对运动员的速度、耐力要求更高，可以增强身体素质和中枢神经系统的协调配合能力。同时这是一项以坚强心理为取胜保障的竞技活动，要求参与者领先不骄傲、落后不放弃，配合时头脑清醒，顽强的意志品质对完成既定和机动战术配合具有重要作用。

三、比赛规则

板鞋竞速是由多名参与者（通常为 3 名）一起将自己的双脚套在同一双板鞋上，在田径运动场上开展竞速比赛，比赛的成绩以在同等的距离内快速跑完全程所用时间的多少来确定，所用时间越少，比赛成绩越好。板鞋竞速的具体项目包括男子 60 米、男子 100 米、女子 60 米、女子 100 米以及 2×100 米混合接力，竞技的规则与田径比赛的规则基本是一致的。在比赛的过程中允许扶靠和攀肩，也允许出现跌倒、掉鞋等情况，在出现上述情况时，参与比赛的人员只能够在原地进行调整。根据板鞋竞速运动的特点可知，参与者的柔韧性、灵敏度、耐力、力量以及速度是影响板鞋竞速运动成绩的主要因素，同时同组队员之间的默契配合也是影响板鞋竞速运动成绩的关键。

板鞋竞速运动在田径场地上进行，场地线宽 5 厘米，跑道分道宽 2.44～2.50 米。比赛板鞋由长度、宽度、厚度分别为 100 厘米、9 厘米、3 厘米的木料制成（以三人板鞋为例）。每只板鞋设有三条 5 厘米宽的护足皮条，固定在板鞋的规定位置，护皮的松紧度以套紧鞋面为宜。第一条护皮前沿距离板鞋前端 7 厘米，第二条护皮在第一、第三条护皮中部，第三条护皮的后沿距离板鞋末端 15 厘米。

第十节　抖空竹

一、抖空竹概述

抖空竹是流行于北京市的传统体育项目，是国家级非物质文化遗产之一。抖空竹在中国有悠久的历史，明代《帝京景物略》一书中就有空竹玩法和制作方法记述，明定陵亦有出土的文物为证，可见抖空竹在民间流行的历史至少在 600 年以上。抖空竹是靠四肢巧妙配合完成的运动项目，当双手握杆抖动空竹做各种花样技巧时，上肢的肩关节、肘关节、腕关节，下肢的髋关节、膝关节、踝关节，加之颈椎、腰椎都在不同程度地运动着，因此抖空竹有助于人们的身体健康。

二、运动价值

抖空竹可以带动全身运动，促进四肢协调能力的发展；可以提高视力，促进智力的发展；对心血管及呼吸系统具有保健作用，使高血压、动脉硬化等现象得到缓解；可以改善神经系统的机能；改善消化道的血液循环，促进消化能力，预防便秘。

三、基本常识

（一）器械使用和要求

1. 空竹竿
①长度：35 厘米~40 厘米。
②直径：1 厘米~1.3 厘米。
2. 空竹绳
①规格：18 支纱~24 支纱，纯棉线绳。
②使用长度：以本人双臂伸展开双手虎口长度为标准长度。
3. 系绳方法
先将线绳的两端打个死结，然后盘个活套，套在竿头的绳槽内，拉紧系牢。
4. 握竿方法
双手呈握拳式，大拇指压在竿的上面。竿的后端露出手掌外约 1 厘米。

（二）动作要领和姿势

在空竹的轮盘上有大大小小的发音孔，大孔（闷）发出低音，小孔（哨）发出高音，在快速旋转时会发出美妙动听的嗡嗡声。在启动空竹前应注意观察大孔左右两个立边的薄厚程度，应将薄边一头放在右方，这样空竹向左转动起来就会发出悦耳的声音。
1. 要领
在抖动空竹及空竹加速过程中必须遵循的三个要领：一对正——自己的身体始终对正空竹的一个端面；二对齐——双手握竿，竿头要对齐，竿头应在同一个立面上；三右手用力——右手用力抖动，左手放松配合跟随。
2. 姿势
一般来说抖空竹有两种姿势，一是上下抖动，二是横向抖动。

（1）上下抖动

空竹上下抖动的主要手法是右拉左送，要做到轻拉慢抖线不松。右手用力，大臂带动小臂，小臂带动手腕，要把空竹抖得平稳，要把空竹抖得嗡嗡直响，空竹在身前上下浮动。当空竹出现两头不等高时，调整方法就是加大两线交角，以右线在抖拉过程中压高的一端。

（2）横向抖动

空竹的横向抖动是在抖的过程中空竹在身前左右移动。抖时右手用力向右上方抖拉，左手紧随，空竹右移。右手松线时，左手向左下回拉，以保持线不弯，空竹向左回落。此抖法有利于提高转速，空竹的响声会更大。

抖空竹的"抖"意蕴颇深，抖空竹有振奋之意，展现之意，体现了振奋精神的乐趣。空竹抖起来鸣声清越、悠扬，嘹亮中透着深厚，可传至数百米。抖空竹姿势多变，能抖出很多花样，于身于心都是活泼健康的享受。

（三）基本动作和技法

1. 调整方向技法

在抖空竹时应面向固定的方向，但有时会发生空竹向左或右偏转现象。如果需要向左方调整，其方法是左手高举竿把线绳拉紧，用稍倾斜的右竿头轻轻地触动空竹的后轮（竿与中轴线呈45°角），空竹即转向左方；如果需向右方调整，其方法是左手高举竿把线绳拉紧，用稍倾斜的右竿头轻轻地触动空竹的前轮（竿头向内侧与中轴线呈45°角），空竹即转向右方。

空竹在抖动时有时会出现向里或向外的歪斜现象，如不及时调整，就很难做各种花样。空竹向外侧歪斜时，用右手的抖绳拨动空竹轴在内侧的轴面直到将空竹校正为止。空竹向里侧歪斜时，用右手的抖绳拨动空竹轴在外侧的轴面直到将空竹校正为止。空竹跳动时，用右手抖杆轻轻触动一下空竹轮盒的外圆，空竹即可平稳。

空竹在抖动旋转过程中，如果双手配合不好就会出现前轮抬头或后轮翘尾巴的倾斜现象，这时要及时调整掌握平衡。以右手绳为主，如前轮抬头，右手绳就向前轮靠拢向前拉线；如后轮翘尾巴，右手绳向后靠拢向后拉线，左右线绳夹角越大，调整平衡效果越好，待前后轮平衡后随即双手竿头对齐继续抖动即可。

2. 加速技法

抖动空竹，平稳后，在右手提拉起空竹的瞬间，右手立即在空竹轴上从左至右绕上一圈形成下交叉状（上扣），右手竿将空竹向右斜上方拉起，左手配合做向右方送的动作，等空竹下落到底时再将空竹拉起，这样反复多次即可提高空竹的转速。

避免卷线的方法：

①左手竿或送或回收时，速度应与右手协调好，线绳不能出弯，也不能拉得太紧。

②在转速达到一定要求需要摘扣时，要注意是在右手向上提拉空竹的一瞬间摘扣。

③在抖动时左手线稍靠前。

3. 抛接技法（扔高）

用下交叉抖法将空竹加速到一定转速时，摘扣，双竿头相对，使空竹下沉停稳，双手同时用腕力将空竹向正上方挑起抛出，随后将抖竿线绳向左右拉紧，左手竿指地，右手竿指天，竿头对准空竹轴心，把空竹接住，抛接时要求直上直下。

4. 弹跳技法

将空竹抖至一定的转速时，摘扣，左手竿高，右手竿低，使空竹停留在右半部的线上，左手竿向左挥动一次，空竹即弹跳一下，弹跳高低与左手挥动时用力大小成正比，待第一次弹起的空竹落在线绳上，左手竿继续向左挥动一下，空竹第二次弹起，如此反复，空竹就会弹跳数次，可以给其他技法做准备。

5. 抄接技法

（1）正抄技法

将空竹加速到一定的转速时，摘扣，将两臂伸展开，右手略高左手略低，此时空竹停留在靠近左竿头的绳上，然后右手用力向左上方扯动，使空竹跳起，这时右手竿线迅速从空竹后轮下方向前绕过一圈将空竹接住，此操作过程称为正抄。

（2）反抄技法

将空竹加速到一定转速时，摘扣，再将两臂伸展开，左手略高右手略低，此时空竹停留在接近右竿头的绳上，然后右手用力向右上方扯动，使空竹弹起，这时迅速将线拉直，用右手竿头部的线绳对正空竹的轴心从上往下往左抄住空竹，此过程称为反抄。

第十一节　舞龙

一、舞龙概述

舞龙俗称玩龙灯，是一种起源于中国的汉族传统民俗文化活动之一。舞龙源自古人对龙的崇拜，以舞龙的方式来祈求平安和丰收，每逢喜庆节日，例如春节、二月"龙抬头"、端午节时，人们都会舞龙。舞龙时，龙跟着绣球做各种穿插动作，不断地展示扭、挥、仰、跪、跳、摇等多种姿势。随着华人移民到世界各地，现在的舞龙文化已经遍及东南亚以及欧美、澳大利亚、新西兰等华人聚居区，成为中华文化的重要标志。

二、运动价值

舞龙运动具有文化传承的功能，不仅是外在的龙的外形和舞龙形式的传承，也是内在的对龙的崇敬以及精神信仰的传承。舞龙运动具有经济功能，通过规范化举办各类舞龙比赛、发展舞龙表演产业以及舞龙人文旅游都可以促进经济的发展。舞龙运动具有健身娱乐的功能，舞龙运动是中等强度以上的有氧运动，可以提高人们的心肺功能以及身体素质，增强人们的有氧能力，同时也是一种娱乐活动，可以调节身心。舞龙运动具有加强民族凝聚力的功能，舞龙是中华民族文化的象征，是一种对民族文化的认可，可以促进民族团结，舞龙运动的项目特点也体现了团结协作。舞龙具有审美功能，舞龙的制作以及表演形式营造了一种欢乐的氛围，给人们带来了视觉享受和精神满足。

三、舞龙动作分类

1. 8字舞龙动作

运动员将龙体在人左右两侧交替做8字形环绕的舞龙动作，可快可慢，可原地可行进，也可利用人体组成多种姿态。要求龙体运动轨迹要圆顺，造型姿态要优美，快舞龙要突出速度、力量；每个动作左右舞龙各不少于四次；单侧舞龙每个动作上下各不少于六次。

A级难度动作包括原地8字舞龙、行进8字舞龙、单跪舞龙、套头舞龙、搁脚舞龙、扯旗舞龙、靠背舞龙、横移（跳）步舞龙、起伏8字舞龙。

B级难度动作包括原地快速8字舞龙、行进快速8字舞龙、跪步行进快舞龙、抱腰舞龙、绕身舞龙、双人换位舞龙、快舞龙磨转、连续抛接龙头横移（跑）步舞龙。

C级难度动作包括跳龙接一蹲一躺快舞龙、跳龙接摇船快舞龙、跳龙接直躺快舞龙、依次滚翻接单跪快舞龙、挂腰舞龙（两人一组）、K式舞龙（三人一组）、站腿舞龙（两人一组）、双杆舞龙（一人持两杆）。

2. 游龙动作

运动员较大幅度奔跑游走，通过龙体快慢、高低、左右起伏，展现玩转回旋、左右盘翻、屈伸绵延等龙的动态特征。要求龙体循着圆、曲、弧线的规律运动，运动员协调地随龙体起伏行进。

A级难度动作包括直线行进、曲线行进、走（跑）圆场、滑步行进、起伏行进、单侧起伏小圆场、矮步跑圆场、直线（曲线、圆场）行进越障碍。

B级难度动作包括快速曲线起伏行进、快速顺逆连续跑圆场、快速矮步跑圆场越障碍、快速跑斜圆场、骑肩双杆起伏行进。

C级难度动作包括龙头站肩平盘起伏（两周以上）、直线后倒接鲤鱼打挺接擎龙行进。

3. 穿腾动作

龙体运动路线呈纵横交叉形式，龙珠、龙头、龙节依次在龙身下穿过称穿越，龙珠、龙头、龙节依次在龙身上越过称腾越。要求穿越和腾越时，龙形饱满，速度均匀，运动轨迹流畅，穿腾动作轻松利索，不碰踩龙体、不拖地、不停顿。

A级难度动作包括穿龙尾、越龙尾、首尾穿（越）肚。

B级难度动作包括龙穿身、龙脱衣、龙戏尾、连续腾越行进、腾身穿尾、穿尾越龙身、卧龙飞腾、穿八五节、首（尾）穿花缠身行进。

C级难度动作包括快速连续穿越行进（三次以上）、连续穿越腾越行进（四次以上）。

4. 翻滚动作

龙体呈立圆或斜圆运动，展现龙腾跃、缠绞的动势。当龙身运动到舞龙者脚下时，

154

运动员迅速向上腾起依次跳过龙身，称跳龙动作；龙体同时或依次翻转 360°，运动员利用滚翻、手翻等方法越过龙身，称翻滚动作。要求翻滚动作必须在不影响龙体运动速度、幅度、美感的前提下完成，难度较大，技术要求也高，龙体轨迹要流畅，龙形要圆顺，运用技巧动作要准确规范。

A 级难度动作包括龙翻身。

B 级难度动作包括快速逆（顺）向跳龙行进（两次以上）、连续游龙跳龙（两次以上）、大立圆螺旋行进（三次以上）。

C 级难度动作包括快速连续斜盘跳龙（三次以上）、快速连续螺旋跳龙（四次以上）、快速连续螺旋跳龙磨转（六次以上）、快速左右螺旋跳龙（左右各三次以上）、快速连续磨盘跳龙（三次以上）。

5. 组图造型动作

龙体在运动中组成活动的图案或相对静止的造型。要求活动图案构图清晰，静止造型形象逼真，以形传神，以形传意，龙珠配合协调，组图造型连接、解脱要紧凑、利索。

A 级难度动作包括龙门造型、塔盘造型、尾盘造型、曲线造型、龙出宫造型、蝴蝶盘花造型、组字造型、龙头造型、螺丝结顶造型、卧（垛）龙造型。

B 级难度动作包括上肩高塔造型自转一周、龙尾高翘寻珠（追珠）、首尾盘柱、龙翻身接滚翻成造型、单臂侧手翻接滚翻成造型。

C 级难度动作包括大横 8 字花慢行时（成型四次以上）、坐肩后仰成平盘起伏旋转（一周以上）。

第十二节　彝族健身操舞

彝族健身操舞的动作结构分为七段，健身操舞的伴奏音乐分为引子、慢板、快板、结尾四段，健身操舞的动作在音乐中进行变化、复现，现将彝族健身操舞的动作结构结合音乐结构讲解如下。

整个操舞时长 5 分 56 秒，分为四段。

第一段（0—0：29，时长 29 秒）以四个八拍作为引子，在音乐声中健身操舞缓缓展开，在缓慢的行走中舒展筋骨，做健身操舞的基本准备动作。

第二段（0：29—4：02，时长 3 分 33 秒）为低到中等强度节奏的健身操舞。前八个八拍为 A1 段，这段动作幅度小，动作速度适中，由头慢慢活动到肩关节、腰、胯、膝关节和踝关节，为后面的动作做铺垫。B 段有八个八拍，动作逐渐舒展，将彝族舞蹈中独具风格的主体动作与健身操相结合，以叉腰拐腿动作贯穿始终，膝盖有韧性地屈伸，在前八个八拍的基础上对身体进行进一步拉伸，对僵硬的颈、肩、髋、腰进行充分的活动，结合呼吸进行吐纳，调节心理、释放压力，随着音乐的起承转合，将动作与音乐紧密联系，适当的舒活筋骨为快节奏舞段做准备。C 段有八个八拍，从原地动作居多的 B 段，开始缓缓加入行进、跳跃的动作。接着进行腰部的拧转运动，将手做四次抢圆的反叉腰，在这四次反叉腰中，膝盖要跟随着下蹲至半蹲的位置，身体逐渐前倾，手肘、腰部、头三个部位向着左右两边做同向拧转，眼睛往天花板的方向看，最后加入脚的抬起配合。这八个八拍的动作又是对前面动作难度的一个提高，并且加入了跳跃，分阶段、分部位、分层次地活动身体的各个部位，达到一个循序渐进的健身效果。D 段为慢板动作的最后一段，也为八个八拍。为了缓和 C 段的跳跃动作，D 段动作由小的律动和大的跳跃组合，为整个快板动作做铺垫，慢板的动作不只是有舒展、延伸的动作，也是要有一些跳跃动作的，只是大部分以分步活动各个身体部位为主。

在进行完由四段组合的慢板动作后，再重复一次，前面的 A1 段变化为 A2 段，其余 B、C、D 段照旧。A2 段加入了彝族人民弹三弦的代表性舞蹈动作，进一步加强民族风格的呈现，这种三弦舞要强调活泼、跳跃的动作感觉。反复过后，整个慢板动作就结束了。

第三段（4：02—5：47，时长 1 分 45 秒）为中等强度节奏舞段，节奏速度较上一段变快，动作幅度加大，动作频率加快。在本段健身操舞中多以跑跳步为主，加快肩部、手部的摆动，加上头的配合，让动作更具活力，更显张力。整个第三段为快板，分为 E1、F、G、E2、F 共五段。整个快板都为跳跃动作，音乐进入高潮部分，健身强度最高。F 段为前后交换行进以及原地跳跃踢腿，动作密集。在原地跳跃中，双手交叉在肩前，左手在上，双手伸直时打开至与地面平行的位置，左右各两次，加上类似于毽子空踢的动作姿态，将音乐推至高潮，头跟随音乐的情绪摆动，整个身心进入兴奋活跃的状态。G 段包含点跳与甩手踢脚，其中点跳一定要加上左右手的一个上下律动，以大臂为轴，掌心朝向自己做上下转动。接着上下甩手击掌、左右踢脚，这是少数民族锅庄舞的代表性动作，在生活中人们是围着篝火手拉着手跳，特别的热闹和欢快。随着手的甩动顺势击掌打开，小腿做向膝盖外侧拐踢的动作，胯对正前。E2 只改变了 E1 中的一个动作，由原本的反叉腰交换跳变为左右手一个拍前肩一个拍后背，脚上动作未变，在原来动作的基础上进一步丰富。队形的流动变换、人员之间的配合让画面更丰富饱满，让舞者更感精神振奋，浑身筋络通畅，心旷神怡。

第四段（5：47—5：56，时长 9 秒）为结尾部分，是彝族健身操舞的收尾。双手从旁拉开延伸至前方最后回到胸前，再与身边的伙伴手臂交叉，相互绕圆回到自己的位置，逐渐调整呼吸，最后打开双手至斜上方宣告整个健身操舞的完结。

相关视频

| 抖空竹 | 舞龙 | 竹竿舞 |

第十二章　传统养生功

中华养生文化是中国几千年传统文化的瑰宝之一。养生功法就是根据生命发展的规律，采取一定的方法保养、护养生命，提高生命质量以达长寿的目的。传统养生功是中国传统养生思想沉淀的反映，其理论和表现方式均受到中国传统养生思想的影响，有其独特的理论内涵和行为特征。

传统养生功的健身养生思想和戒毒人员追求健康身心的价值取向是契合的。传统养生文化中外练筋骨皮，内练精气神，内外兼修，促进身体健康，全面锻炼的保健思想，恰好符合了戒毒人员的健康需求。仁义观、"天人合一"思想滋养和规范下成长起来的传统养生功法顺理成章地满足了戒毒人员追求健康身心价值取向的需要。

传统养生功的现代人文价值无处不在，它丰富的内涵已渗透到各个领域。传统养生功具有悠久的历史和深厚的文化底蕴，它根植于华夏文明数千年的沃土中，与文、史、哲、理、医诸学科有着相互渗透的关系，并蕴含着人生哲理和辩证法，是一种高层次的文化现象，其形成与发展又得益于中国古典美学的博大精深。我们应吸取优良传统文化，弘扬传统武德精髓，为时代赋予的社会主义精神文明建设之重任服务。

在高速发展的现代社会，中国传统养生功的养生文化以它独特的方式、丰富的文化内涵充实着人们的生活，它不仅满足了戒毒人员在康复过程中对健身养生的内心渴望，其特有的文化内涵也与戒毒人员的人文价值需求有机统一。因此传统养生功在戒毒人员运动康复中将发挥越来越重要的作用。

第一节　五禽戏

"健身气功·五禽戏"的动作编排按照《三国志·华佗传》的记载，顺序为虎、鹿、熊、猿、鸟；动作简便易学，沿用了陶弘景《养性延命录》的描述，一共 10 个动作，每戏两个动作，并在功法的开始和结束增加了起势调息和引气归元，体现了形、意、气的合一，符合习练者特别是中老年人的运动规律；动作素材来源于传统，在古代文献的基础上吸取精华，加以提炼、改进；动作设计考虑与形体美学、现代人体运动学有机结合，体现时代特征和科学健身理念；功法符合中医基础理论、五禽戏的秉性特点，配合中医脏腑、经络学说，既有整体的健身作用，又有每一戏的特定功效；动作仿效虎之威猛、鹿之安舒、熊之沉稳、猿之灵巧、鸟之轻捷，力求蕴含"五禽"的神韵，形神兼备，意气相随，内外合一。

《健身气功》所载"五禽戏"的具体练法如下。

预备式　起势调息

1. 双脚并拢，自然伸直；双手自然垂于体侧；胸腹放松，头颈正直；舌抵上颚，目视前方。

2. 左脚向左平开一步，稍宽于肩，双膝微屈，松静站立；调息数次，意守丹田。

3. 肘微屈，双臂体前向上，双手平托，与胸同高。

4. 两肘下垂外展，两掌向内外翻，并缓慢下按于腹前；目视前方。

重复三至四动两遍后，两手自然垂于体侧。

第一戏　虎戏

虎戏要体现虎的威猛。神发于目，虎视眈眈；威生于爪，伸缩有力；神威并重，气势凌人。动作变化要做到刚中有柔、柔中生刚、外柔内刚、刚柔相济，具有动如雷霆无阻挡、静如泰山不可摇的气势。

第一式　虎举

1. 双手掌心向下，十指撑开，再弯曲成虎爪状；目视两掌。

2. 随后两手外旋，由小指弯曲，其余四指依次弯曲卷握，两拳沿体前缓慢上提。至肩时，十指撑开，举至头上方再弯曲成爪状；目视两掌。

3. 两掌外旋握拳，拳心相对；目视两拳。

4. 两拳拉至肩前时，变掌下按。沿体前下落至腹前，十指撑开，掌心向下；目视两掌（见图12-1）。

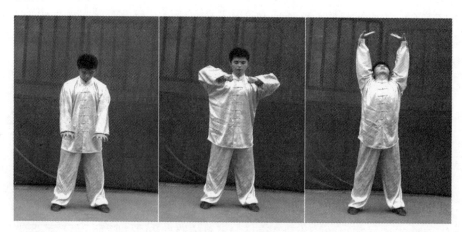

图12-1　虎举

第二式　虎扑

1. 两手握空拳，沿身体两侧上提至肩前上方。

2. 两手向上，向前画弧，十指弯曲成"虎爪"，掌心向下；同时上体前俯，挺胸塌腰；目视前方。

3. 两腿屈膝下蹲，收腹含胸；同时两手向下划弧至两膝侧，掌心向下；目视前下方。随后两腿伸膝，送髋，挺腹，后仰；同时两手握空拳，沿体侧向上提至胸前；目视前上方。

4. 左腿屈膝提起，两手上举。左脚向前迈出一步，脚跟着地，右腿屈膝下蹲，成左虚步；同时上体前倾，两掌变"虎爪"向前、向下扑至膝前两侧，掌心向下；目视前下方。随后上体抬起，左脚收回开步站立；两手自然下落于体侧；目视前方（见图12-2）。

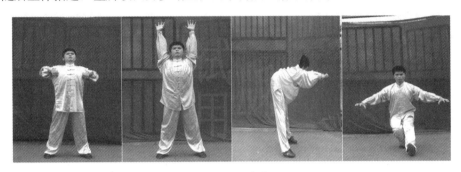

图 12-2　虎扑

第二戏　鹿戏

鹿喜好挺身眺望，好角抵，善奔走，通任督两脉。习练鹿戏时，动作要轻盈舒展，神态要安闲雅静，意想自己置身于群鹿之中，在山坡、草原上自由快乐地活动。

第三式　鹿抵

1. 两腿微屈，身体重心移至右脚，左脚经右脚内侧向左前方迈步，脚跟着地；同时身体稍右转；两掌握空拳，向右侧摆起，拳心向下，高与肩平；目随手动，视右拳。

2. 身体重心前移；左腿屈膝，脚尖外展踏实；右腿伸直蹬实；同时身体左转，两掌成"鹿角"，向上、向左、向后画弧，掌心向外，指尖朝后，左臂弯曲外展平伸，肘抵左腰侧；右臂举至头前，向左后方抵，掌心向外，指尖朝后，目视右脚跟。随后身体右转；左脚收回，开步站立；同时两手向上、向右、向下划弧，两拳握空拳下落于体前；目视前下方（见图12-3）。

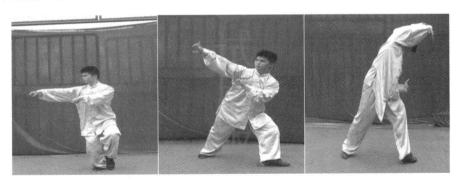

图 12-3　鹿抵

第四式　鹿奔

1. 左脚向前跨一步，屈膝，右腿伸直成左弓步；同时两手握空拳，向上划弧至体前，屈腕，高与肩平，与肩同宽，拳心向下；目视前方。

2. 身体重心后移；左膝伸直，全脚掌着地；右腿屈膝；低头，弓背，收腹；同时两臂内旋，两掌前伸，掌背相对，拳变"鹿角"。

3. 身体重心前移，上体抬起；右腿伸直，左腿屈膝，成左弓步；松肩沉肘，两臂外旋，"鹿角"变空拳，高与肩平，拳心向下；目视前方。

4. 左脚收回，开步直立；两拳变掌，回落于体侧；目视前方（见图12-4）。

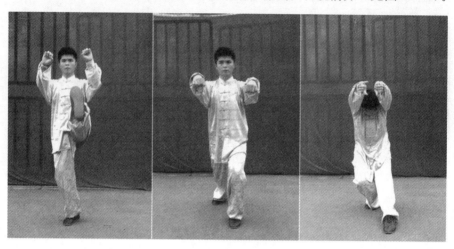

图 12-4 鹿奔

第三戏　熊戏

熊戏要表现出熊憨厚沉稳、松静自然的神态。外动内静，外刚内柔，以意领气，气沉丹田；行步外观笨重拖沓，其实笨中生灵，蕴含内劲，沉稳之中显灵敏。

第五式　熊运

1. 两手握空拳变成"熊掌"，拳眼相对，垂于下腹部；目视两拳。

2. 以腰腹为轴，上体做顺时针摇晃；同时两拳随之沿右肋部、上腹部、左肋部、下腹部画圆；目随上体摇晃环视（见图12-5）。

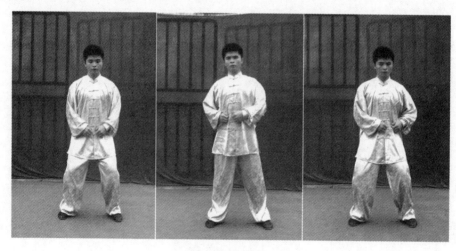

图 12-5 熊运

第六式　熊晃

1. 身体重心右移；左髋上提，牵动左脚离地，再微屈左膝；两手握空拳成"熊掌"；目视左前方。

2. 身体重心前移；左脚向左前方落地，全脚掌踏实，脚尖朝前，右腿伸直；身体右转，左臂内旋前靠，左拳摆至左膝前上方，拳心朝左；右拳至体后，拳心朝后；目视左前方。

3. 身体左转，重心后坐；右腿屈膝，左腿伸直；拧腰晃肩，带动两臂前后弧形摆动；右拳摆至左膝前上方，拳心朝后；目视左前方（见图12-6）。

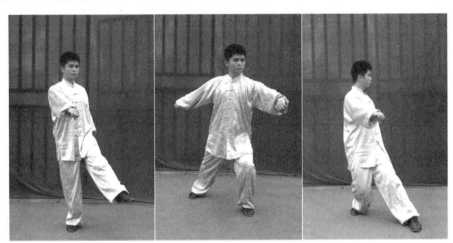

图12-6　熊晃

第四戏　猿戏

猿生性好动，机智灵敏，善于纵跳，折枝攀树，躲躲闪闪，永不疲倦。习练猿戏时，外练肢体的轻灵敏捷，欲动则如疾风闪电，迅敏机警；内练精神的宁静，欲静则似静月凌空，万籁无声。从而达到"外动内静""动静结合"的境界。

第七式　猿提

1. 两掌在体前，手指伸直分开，再屈腕撮拢捏成"猿钩"。

2. 两掌提至胸前，两肩上耸，收腹提肛；同时脚跟提起，头向左转；目视头动，视身体左侧。

3. 头转正，两肩下沉，松腹落肛，脚跟着地；"猿钩"变掌，掌心向下；目视前方。

4. 两掌沿体前下按落于体侧；目视前方（见图12-7）。

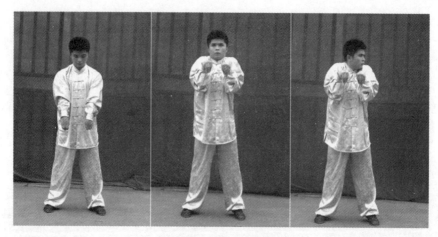

图 12—7 猿提

第八式　猿摘

1. 左脚向左后方退步，脚尖点地，右腿屈膝，重心落于右腿；同时左臂屈肘，左掌成"猿钩"收至左腰侧；右掌向右前方自然摆起，掌心向下。

2. 身体重心后移；左脚踏实，屈膝下蹲，右脚收至左脚内侧，脚尖点地，成右丁步；同时右掌向下经腹前向左上方划弧至左侧，掌心对太阳穴；目先随右掌动，再转头注视右前上方。

3. 右掌内旋，掌心向下，沿体侧下按至左髋侧；目视右掌。右脚向右前方迈出一大步，左腿蹬伸，身体重心前移；右腿伸直，左脚脚尖点地；同时右掌经体前向右上方划弧，举至右上侧变"猿钩"，稍高于肩；左掌向前、向上伸举，屈腕榻钩，成采摘势；目视左掌。

4. 身体重心向后移；左掌由"猿钩"变"握固"；右手变掌，自然回落于体前，虎口朝前。随后左腿屈膝下蹲，右腿收至左脚内侧，脚尖点地，成右丁步；同时左臂屈肘收至左耳旁，掌指分开，掌心向上，成托桃状；右掌经体前向左划弧至左肘下捧托；目视左掌（见图 12—8）。

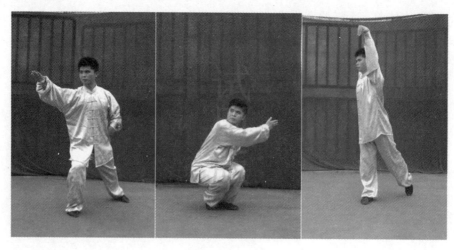

图 12—8 猿摘

第五戏 鸟戏

鸟戏取形于鹤，鹤是轻盈安详的鸟类，寓意健康长寿，习练时，要表现出鹤昂然挺拔、悠然自得的神韵。仿效鹤翅飞翔，抑扬开合。两臂上提，伸颈运腰，真气上引；两臂下合，含胸松腹，气沉丹田。活跃周身经络，灵活四肢关节。

第九式 鸟伸

1. 两腿微屈下蹲，两掌在腹前相叠。

2. 两掌向上举至头前上方，掌心向下，指尖向前；身体微向前倾，提肩，缩颈，挺胸，塌腰；目视前下方。

3. 两腿微屈下蹲；同时两掌相叠下按至腹前；目视两掌。

4. 身体重心右移；右腿蹬直向后抬起；同时两掌左右分开，掌成"鸟翅"，向体侧后方摆起，掌心向上；抬头，伸颈，挺胸，塌腰；目视前方（见图12—9）。

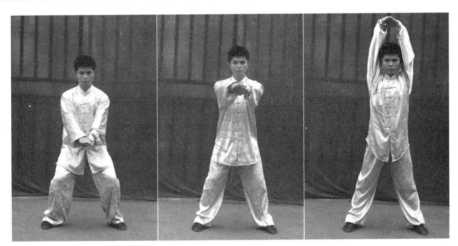

图12—9 鸟伸

第十式 鸟飞

1. 右腿伸直独立，左腿屈膝提起，小腿自然下垂，脚尖朝下；同时两臂成展翅状，在体侧平举向上，稍高于肩，掌心向下；目视前方。

2. 左脚下落在右脚旁，脚尖着地，两腿微屈；同时两掌合于腹前，掌心相对；目视前方。

3. 右腿伸直独立，左腿屈膝提起，小腿自然下垂，脚尖朝下；同时两掌经体侧，向上举至头顶上方，掌背相对，指尖向上；目视前方。

4. 左脚下落在右脚旁，脚尖着地，两腿微屈；同时两掌合于腹前，掌心相对；目视前下方（见图12—10）。

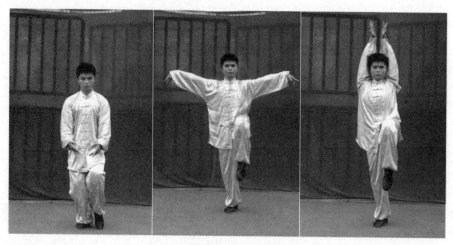

图 12—10　鸟飞

以上动作反复练习数遍，长期坚持锻炼，可以治愈腰痛，有助于增强心肺功能。为了取得较好的健身效果，应注意以下几个问题。

第一，全身放松练功时，不仅肌肉要放松，精神也要放松。要求松中有紧，柔中有刚，切不可用僵劲。只有放松使出来的劲才能使动作柔和连贯，不致僵硬。

第二，意守丹田，即排除杂念，用意念想着脐下小腹部，有助于形成腹式呼吸，做到上虚下实，即胸虚腹实，使呼吸加深，增强内脏器官功能，使血液循环旺盛。身体下部充实，有助于克服中老年人常易发生的头重脚轻和上盛下虚的病象。此外，做到上虚下实，动作才能达到轻巧灵便、行动自如。

第三，练功前，先做几次深呼吸，调匀呼吸。练功当中，呼吸要自然平稳，最好用鼻呼吸，也可口鼻并用。但不可张口喘粗气，而要悠悠吸气，轻轻呼气，做起动作来会自然形成腹式呼吸，使腹部训练幅度加大，腹肌收缩有力，对内脏器官都有好处。

第四，要做到动作、外形、神气都要像"五禽"。如练虎戏时，要表现出威猛的神态，目光炯炯，摇头摆尾，扑按搏斗等，有助于强壮体力。练鹿戏时，要仿效鹿那样心静体松，姿势舒展，要把鹿的探身、仰脖、缩颈、奔跑、回首等神态表现出来，有助于舒展筋骨。练熊戏时，要像熊那样浑厚沉稳，外似笨重，走路软塌，实际上在沉稳之中又富有轻灵。练猿戏时，要仿效猿猴那样敏捷好动，要表现出纵山跳涧、攀树蹬技、摘桃献果的神态，有助于增强灵活性。练鸟戏时，要表现出亮翅、轻翔、落雁、独立等动作神态，有助于增强肺呼吸功能，调理气血，疏通经络。

（表演者：熊真）

第二节　易筋经

一、易筋经功法特点

（一）动作舒展，伸筋拔骨

易筋经功法中的每一势动作，不论是上肢、下肢还是躯干，都要求有较充分的屈伸、外展内收、扭转身体等训练，从而使人体的骨骼及大小关节在传统定势动作的基础上尽可能地呈现多方位和广角度的活动，其目的就是要通过"拔骨"的训练达到"伸筋"，牵拉人体各部位的大小肌群和筋膜，以及大小关节处的肌腱、韧带、关节囊等结缔组织，促进活动部位软组织的血液循环，改善软组织的营养代谢过程，提高肌肉、肌腱、韧带等软组织的柔韧性、灵活性和骨骼、关节、肌肉等组织的活动功能，达到强身健体的目的。

（二）柔和匀称，协调美观

易筋经功法是在传统"易筋经十二势"动作的基础上进行了改编，增加了动作之间的连接，每势动作变化过程清晰、柔和。整套功法的训练方向为前后、左右、上下；肢体训练的路线为简单的直线和弧线；肢体训练的幅度是以关节为轴的自然活动角度所能呈现的身体活动范围；整套功法的动作速度是匀速缓慢地移动身体或身体局部。在动作力量上，要求肌肉相对放松，用力圆柔而轻盈，不使蛮力，不僵硬，刚柔相济。要求上下肢与躯干之间，肢体与肢体之间左右上下、对称与非对称，都应整体协调，彼此相随，密切配合。因此呈现出动作舒展、连贯、柔畅、协调，动静相兼。

（三）注重脊柱的旋转屈伸

脊柱是人体的支柱，又称脊梁，由椎骨、韧带、脊髓等组成，具有支持体重、训练、保护脊髓及其神经根的作用。神经系统是由位于颅腔的脑和椎管里的脊髓以及周围神经组成。神经系统控制和协调各个器官系统的活动，使人体成为一个有机整体，以适应内外环境的变化。因此，脊柱旋转屈伸的训练有利于对脊髓和神经根的刺激，以增强其控制和调节功能。易筋经功法的主要训练形式是以腰为轴的脊柱旋转屈伸训练，如"九鬼拔马刀势"中的脊柱左右旋转屈伸动作，"打躬势"中椎骨节节拔伸前屈、卷曲如勾和脊柱节节放松伸直动作，"掉尾势"中脊柱前屈并在反伸的状态下做侧屈、侧伸动作。因此，易筋经功法是通过脊柱的旋转屈伸训练以带动四肢、内脏的训练，在松静自然、形神合一中完成动作，从而达到健身、防病、延年、益智的目的。

二、习练要领

（一）精神放松，形意合一

习练易筋经功法要求精神放松，意识平静，不做任何附加的意念引导。在习练中，以调身为主，通过动作变化导引气的运行，做到意随形走，意气相随，起到健体养生的作用。同时，在某些动作中，需要适当地配合意识活动，如"韦驮献杵第三势"中双手上托时，要求用意念集中于两掌；"摘星换斗势"中要求目视上掌，意存腰间命门处；"青龙探爪"时，要求意存掌心。而另一些动作虽然不要求配合意念，但要求配合形象的意识思维活动，如"三盘落地势"中下按、上托时，两掌有如拿重物；"出爪亮翅势"中伸肩、撑掌时，两掌有排山之感；"倒拽九牛尾势"中拽拉时，两膀如拽牛尾；"打躬势"中脊椎屈伸时，应体会上体如"勾"一样的卷曲伸展。这些都要求意随形走，用意要轻，似有似无，切忌刻意、执着于意识。

（二）呼吸自然

习练易筋经功法时，要求呼吸自然、柔和、流畅，不喘不滞，以利于身心放松、心平气和及身体的协调训练。相反，若不采用自然呼吸，而执着于呼吸的深长绵绵、细柔缓缓，则会在与导引动作的匹配过程中产生"风""喘""气"三相，即呼吸中有声（风相），无声而鼻中涩滞（喘相），不声不滞而鼻翼扇动（气相）。这样，习练者不但不受益，反而会导致心烦意乱，动作难以松缓协调，影响健身效果。因此，习练易筋经功法时，要以自然呼吸为主，动作与呼吸始终保持柔和协调的关系。

（三）刚柔相济，虚实相兼

易筋经功法动作有刚有柔，且刚与柔是在不断相互转化的；有张有弛，有重有轻，是阴阳对立统一的辩证关系，如"倒拽九牛尾势"中，双臂内收旋转逐渐拽拉至止点是刚，为实；随后身体以腰转动带动两臂伸展至下次收臂拽拉前是柔，为虚。又如"出爪亮翅势"中，双掌立于胸前呈扩胸展肩时，肌肉收缩的张力增大为刚，是实；当松肩伸臂时，两臂肌肉要等张收缩，上肢是放松的为柔；两臂伸至顶端，外撑有重如排山之感时，肌肉张力再次增大为刚，是实。这些动作均要求习练者在用力之后适当放松，松柔之后尚需适当有刚。这样，动作就不会出现机械、僵硬或疲软无力的松弛状况。因此，习练易筋经功法时，应力求虚实适宜，刚柔相济，要有刚和柔、虚与实之分，但习练动作不能绝对刚或柔，应做到刚与柔、虚与实的协调配合，即刚中含柔、柔中寓刚。否则，用力过"刚"，则会出现拙力、僵力，以致影响呼吸，破坏宁静的心境；动作过"柔"，则会出现疲软、松懈，起不到良好的健身作用。

（四）循序渐进，个别动作配合发音习练

习练易筋经功法时，不同年龄、体质、健康状况、身体条件的练习者，可以根据自

己的实际情况灵活地选择各势动作的活动幅度或姿势,如"三盘落地势"中屈膝下蹲的幅度、"卧虎扑食势"中十指是否着地等。习练时还应遵循由易到难、由浅到深、循序渐进的原则。另外,易筋经功法在练习某些特定动作的过程中要求呼气时发音(但不需出声),如"三盘落地势"中的身体下蹲、两掌下按时,要求配合动作口吐"嗨"音,目的是下蹲时气能下沉至丹田,而不因下蹲造成下肢紧张,引起气上逆至头部;同时口吐"嗨"音,气沉丹田,可以起到强肾、壮丹田的作用。因此,在该势动作中要求配合吐音、呼气,并注意口型,口微张,音从喉发出,上唇着力压于龈交穴,下唇松,不着力于承浆穴。这是易筋经功法中"调息"的特别之处。

三、运动康复方法

第一势 韦驮献杵第一势

口诀:立身朝正直,环拱手当胸,气定神皆敛,心诚貌亦恭。

动作姿势

1. 预备桩功:两脚平行站立,与肩等宽,双膝微屈,两臂自然下垂于身体两侧,五指自然并拢微屈,两眼平视前方,继而放松,轻轻闭合,眼若垂帘。心平气和,神能安详,洗心涤虑,心诚貌恭。全身自上而下头颈、肩、臂、胸、腹、臀、大腿、小腿、脚依次放松,躯体各关节及内脏放松,做到身无紧处,心无杂念,神意内收。

继而再做内观放松,神意内收,导引气血内观泥丸,自觉头脑清新,清莹如晨露。

引气下行,内观咽喉,自觉颈项放松。

引气下行,内观小丹田,自觉心胸开阔,神清气爽。

引气下行,内观脾骨,自觉中焦温润,胃脘舒适。

引气下行,内观下丹田,自觉命门相火温煦,元气充沛,腹内暖意融之。

引气下行,内观会阴,自觉会阴放松。

引气沿两腿内侧下行,内观涌泉,自觉无限生机自足下涌出。

2. 拱手当胸:两臂徐徐前手举,掌心相对,与肩等宽,两臂平直,再屈肘,肘节自然向下提坠,两手慢慢内收,距胸约一拳后,两手指尖相叠,拇指轻触,掌心向内。此时要求沉肩坠肘,含胸拔背,气沉丹田,舌抵上腭,面带微笑(见图12-11)。

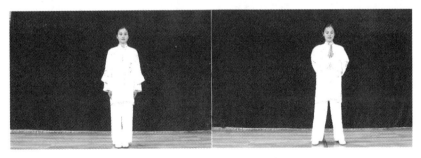

图12-11 韦驮献杵第一势

第二势　韦驮献杵第二势

口诀：足趾抓地，两手平开，心平气静，目瞪口呆。

动作姿势

接上势，翻转掌心向下，在体前缓缓伸至前平举，再两手侧开缓慢过渡到侧平举，意念在无限远处。两手微高于肩，两眼平视前方，极目远眺，舌尖放下平铺，松腰松胯，两足趾抓地，似要生根之状，全身放松，心平气和，排除杂念，摒弃诸缘（见图12-12）。

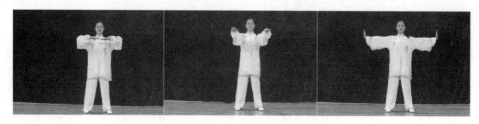

图12-12　韦驮献杵第二势

第三势　韦驮献杵第三势

口诀：掌托天门目上观，足尖着地立身端，力周腿胁浑如植，咬紧牙关不放宽；舌可生津将腭抵，鼻能调息觉心安，两拳缓缓收回处，用力还将挟重看。

动作姿势

1. 掌托天门目上举：接上势，两臂上举，指尖向前，两掌回收经胸前到耳侧，同时翻转掌心向上，十指相对，舌抵上腭，仰面观天，眼看九天之外，脚跟提起，足尖着地。

2. 俯掌贯气：两掌心翻转朝下，肘微屈，头正，眼平视前方，舌尖放下，两掌下落缓缓下按至小腹前，神意自九天之外收回，自头顶百会穴透入，经咽喉、脊髓至尾闾，沿两腿直达涌泉。下导时，足跟随之着地（见图12-13）。

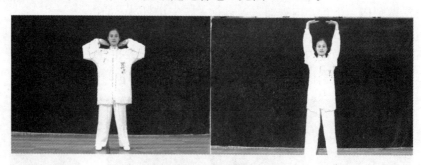

图12-13　韦驮献杵第三势

第四势　摘星换斗势

口诀：双手擎天掌覆头，再从掌内注双眸，鼻端吸气频调息，用力收回左右眸。

动作姿势

1. 双手擎天掌覆头：右手经身体右侧缓缓向上举起，掌心朝天，五指朝左弓，松肩直臂，左手臂外劳宫紧贴命门。舌抵上腭，仰面上观手心，透过手心看九天之上，身体自命门起上下双向伸展。

2. 俯首贯气：右掌翻转向下，屈肘，头正，舌尖自上腭自然放下，眼平视前方或轻闭，同时"神返身中"。久练后与双手擎天连续练习时有"人在气中，气在人内"、内外一气的感觉。松腰，则左掌劳宫穴发气，与上式"俯掌贯气"同，可参阅。左手动作与右手动作相同，唯左右相反（见图12—14）。

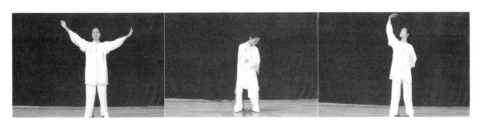

图 12—14　摘星换斗势

第五势　倒拽九牛尾势

口诀：两腿后伸前屈，小腹运气空松，用力在于两膀，观拳须注双瞳。

动作姿势

1. 左脚向左侧迈出一步成左弓步。同时，左手握拳，拳心向右，屈肘。前臂与上臂所成角度略大于直角。肘不过膝，膝不过足，呈半圆形，两眼观左拳。右手握拳，直肘向后伸展，拳心向后，前后两拳成绞绳状，称为螺旋劲。松肩，两肩要平而顺达。背直，塌腰收臀，胸略内含，藏气于小腹，鼻息调匀，舌尖轻抵上腭。

2. 导气下达，两拳放松成半握拳状。舌尖自上腭放下，肩、腰放松，左手劳宫穴发气，闭目。气自天目穴遂入，依次贯穿脑髓、脊髓、两腿骨髓，直达两脚涌泉穴。

3. 转身向右，与前式相同，唯左右相反（见图12—15）。

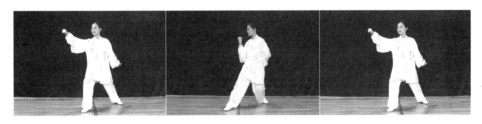

图 12—15　倒拽九牛尾势

第六势　出爪亮翅势

口诀：挺身兼怒目，推手向当前，用力收回处，功须七次全。

动作姿势

1. 两拳变掌，缓缓向前推出，至终点时掌心朝前，坐腕屈指，高与肩平，两眼平视指端，延展及远。

2. 松腕，虚掌，十指微屈，屈肘，两手缓缓向胸胁收回，势落海水还潮，两眼轻闭，舌尖轻抵上腭，配以缓缓吸气（见图12—16）。

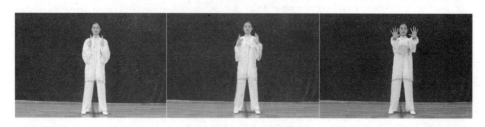

图 12-16　出爪亮翅势

第七势　九鬼拔马刀势

口诀：侧首弯肱，抱顶及颈，自头收回，弗嫌力猛，左右相轮，身直气静。

动作姿势

1. 右手后背，掌心朝外，置于腰部。手指压拉右耳，左腋张开。同时头颈腰背拧转向左后方，眼看右足跟。舌尖轻抵上腭，稍停片刻。

2. 拧身复正，侧头上观。两眼延展及远。舌尖轻抵上腭，身直气静。两手沿体前缓慢下落，恢复预备桩功。

3. 与1、2同，唯左右相反（见图12-17）。

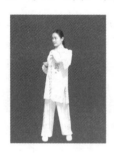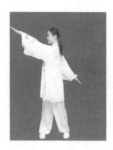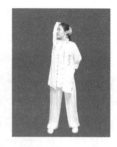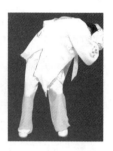

图 12-17　九鬼拔马刀势

第八势　三盘落地势

口诀：上腭坚撑舌，张眸意注牙，足开蹲似踞，手按猛如拿，两掌翻齐起，千斤重有加，瞪眼兼闭口，起立足无斜。

动作姿势

1. 同第一式预备桩功，屈腰下蹲，同时两掌分向身侧胯旁，指尖朝向左右侧方（微微偏前），虎口撑圆，眼看前方，延展及远。上虚下实，空胸实腹，松腰敛臀，气蓄小腹。要做到顶平、肩平、心平气静。练虚静功者可闭目敛神，铜钟气功即脱胎于此式，故亦可做单独桩法练之。

2. 两腿伸直，翻掌托起，如托千斤。同时吸气，舌抵上腭，眼向前平视，全身放松。

3. 俯掌屈膝下按（恢复马步蹲按），配以呼吸，如此反复蹲起三次。年轻体壮者则宜全蹲，站起进宜缓，同时握拳上提（见图12-18）。

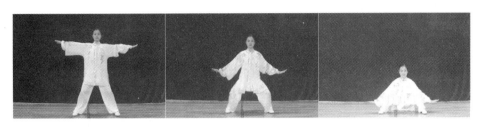

图 12-18　三盘落地势

第九势　青龙探爪势

口诀：青龙探爪，左从右出，修士效之，掌平气实，力周肩背，围收过膝，两目注平，息调心谧。

动作姿势

1. 上身微俯，两手握拳，缓缓自身前提起，置于腰间，拳心朝上，同时配合吸气。舌尖轻抵上腭。右拳以拳面抵于章门穴，右拳变龙爪通过下颚向左伸出，手回收于肩旁，腰身缓缓屈向左侧，使左腰充分收缩，右腰极度伸展。掌心朝下，舌尖轻抵上腭，自然呼吸，眼看左掌。

2. 右手掌心朝下，沿地面自左方，经前方划弧至右脚外侧；右拳变掌落下，同时身体亦随之转正，右掌握拳，直立。左手动作与右手动作同，唯左右相反（见图12-19）。

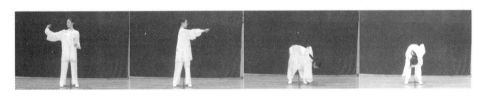

图 12-19　青龙探爪势

第十势　卧虎扑食势

口诀：两足分蹲身似倾，屈伸左右腿相更，昂头胸作探前势，偃背腰还似砥平，鼻息调远均出入，指尖着地赖支撑，降龙伏虎神仙事，学得真形也卫生。

动作姿势

1. 上身微俯，两手握拳，缓缓自身前提起，经腰间掌心朝上，身直胸展。不停，两拳顺着胸部向上伸至肩高，拳心转向里，同时屈膝、屈胯、微蹲蓄势，配以深长吸气。

2. 左脚踏前一步，顺势成左弓步，同时臂内旋变掌向前下扑伸，掌高与胸齐，眼视两手。不停，身体前倾，腰部平直，将胸中余气呼尽，顺势两手分按至左脚两侧。头向上略抬，两眼平视及远。极目远眺。

3. 前两个动作要协调一致。两脚不动起身后坐，同时两手握拳，沿左腿上提。其他动作与前述之动作同。左脚收回，右弓步动作与左弓步同，唯左右相反（见图12-20）。

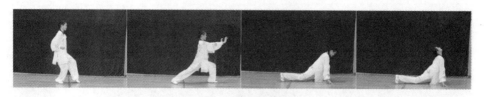

图 12-20　卧虎扑食势

第十一势　打躬势

口诀：两手齐持脑，垂腰直膝间，头唯探胯下，口更啮牙关，掩耳听散寒，调元气自闲，舌尖还抵腭，力在肘双弯。

动作姿势

1. 两臂展直，自身侧高举过头，仰面观天，头颈正直，屈肘两手抱后脑，掌心掩耳，两肘张开，与肩平行。

2. 上身前俯成打躬状，头部低垂，大约至两膝前方。两膝勿屈，微微呼吸，掌心掩耳。两手以指交替轻弹后脑（风池穴附近）七次。缓缓伸腰站直，两脚勿移，腰直目松，膝直不僵，舌尖自然放下，面带微笑（见图 12-21）。

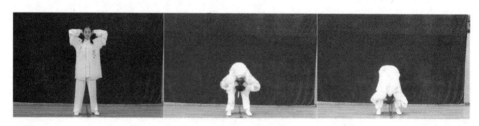

图 12-21　打躬势

第十二势　掉尾势

口诀：膝直膀伸，推手至地，瞪目昂头，凝神壹志，起而顿足，二十一次，左右伸肱，以七为志，更作坐功，盘膝重眦，口注于心，息调于鼻，定静乃起，厥功维备。

动作姿势

1. 两掌于胸高处向前推出，再回收至胸前。十指交叉翻转，掌心朝外，两臂也随之前伸，展直。翻掌朝下，在身前徐徐下降至裆的部位后，弯腰前俯，继续下按至地。膝不可屈，如有未达，不可勉强。下按至终点时，昂头，舌抵上腭。如此俯仰躬身，天长日久，掌可逐渐靠近地面，则腰身柔若童子。

2. 转腰向左方，两脚不移，仅左脚步变虚，右腿变实。同时两手保持交叉状态，两臂保持伸展，头尾相合，左右各三次，头部和臀部逐渐靠近。

3. 两掌相合，徐徐降至胸前。两掌缓缓分开，十指相对，下按，两手分开，自然下垂于两胯旁，第三次恢复成预备桩功势（见图 12-22）。

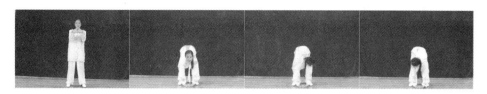

图 12-22　掉尾势

第十三势　收势

收势是整套功法中的最后一个动作，虽然动作比较简单，却起着重要的收功、放松作用，必须给予高度重视。从总体上看，收势中呼吸与动作的协调配合是很重要的，双手上举时吸气，下按时吐气，尽量使呼吸做到深长匀细。同时，保持心理活动的平静，维持全身的松柔状态（见图 12-23）。

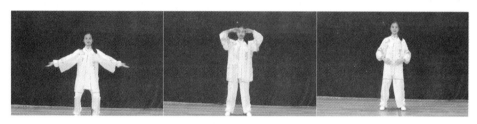

图 12-23　收势

（表演者：田怡然）

相关视频

非遗彭祖太极

功夫扇

参考文献

[1]《体育教程》编写委员会. 体育教程 [M]. 成都：四川大学出版社，2012.

[2] 周云. 跳跃类练习在体能练习中的应用 [J]. 中国学校体育，2020，39 (1).

[3] 马特维也夫. 体育理论与方法 [M]. 姚颂平，译. 北京：北京体育大学出版社，1994.

[4] 田麦久，田大庆. 运动训练学 [M]. 北京：人民体育出版社，2012.

[5] 张扬. "趣味田径"在高校公共体育课的应用研究——以内蒙古师范大学为例 [D]. 内蒙古师范大学，2018.

[6] 付海鹰，杨霄. 满族珍珠球在我国传承与发展对策研究 [J]. 计算机产品与流通，2018 (9).

[7] 李超群. 珍珠球引入高职院校体育选项课可行性分析 [J]. 时代农机，2017 (11).

[8] 王海虎. 学校体育引进和推广板鞋竞速运动的可行性研究 [J]. 陕西教育：高教版，2012 (7).

[9] 郭兰平. 强制隔离戒毒人员体能康复指导 [M]. 成都：四川民族出版社，2011.

[10] 王定宣. 大学体育与健康信息化教程（修订版）[M]. 北京：北京体育大学出版社，2017.

[11] 周建辉. 戒毒人员身体康复训练实用教程 [M]. 成都：四川大学出版社，2017.